mmi
Wissen für die Gesundheit

Satt essen und abnehmen

Individuelle Ernährungsumstellung ohne Diät

V. Schusdziarra | M. Hausmann

Ambulanz für Ernährungsmedizin | Klinikum rechts der Isar | TU München

mmi
Wissen für die Gesundheit

mmi
Wissen für die Gesundheit

Verlag

Medizinische Medien Informations GmbH
Am Forsthaus Gravenbruch 7
63263 Neu-Isenburg
Fon +49 (0) 61 02 502-0
Fax +49 (0) 61 02 53 77 9
E-Mail: bestellservice@mmi.de
www.mmi.de

Autoren

Prof. Dr. V. Schusdziarra, M. Hausmann,
Zentrum für Prävention, Ernährung & Sportmedizin
der Technischen Universität München
Ismaninger Str. 22
81675 München
E-Mail: hausmann@sport.med.tum.de

Grafische Umsetzung

creative vision, Andreas Becker
Cappenberger Str. 51, 44354 Lünen

Druck

Parzeller
print & media GmbH & Co. KG
Frankfurter Str. 8, 36043 Fulda

Printed in Germany | 2015

3. Auflage, unveränderter Nachdruck
ISBN 978-3-87360-023-2

Inhalt

Vorwort – 3. Auflage

Wir essen, um das unangenehme Gefühl des Hungers durch wohltuende Sättigung zu verdrängen. Wir essen aber auch, um geschmackliche Erwartungen zu befriedigen, um Stress- und Frustsituationen auszugleichen und nicht zuletzt ist essen ein Bestandteil allgemeiner Lebensqualität. Dank des technischen Fortschritts und der wirtschaftlichen Situation sind die Menschen, zumindest in den hoch entwickelten Ländern dieser Erde, in der glücklichen Lage, diesen Vorgang täglich beliebig oft zu wiederholen. Die dermaßen erzielte Steigerung der Lebensqualität hat, wie wir inzwischen haben erkennen müssen, aber auch ihren Preis. Übergewicht und Adipositas stellen ein nicht unerhebliches Gesundheitsrisiko dar.

Für die Bekämpfung des zu hohen Körpergewichts werden immer wieder neue Diäten erfunden und alte aufs Neue angepriesen. Die Entwicklung der letzten Jahrzehnte zeigt deutlich, dass sämtliche Diätmaßnahmen nur kurzfristig das Körpergewicht verringern, aber nicht von nachhaltiger Wirkung sind. Für die Verbesserung des Gesundheitszustandes ist jedoch gerade die langfristige Aufrechterhaltung des einmal reduzierten Gewichts von größter Bedeutung. Der schlechte Langzeiterfolg von Diäten ist nicht weiter verwunderlich, wenn man bedenkt, dass mit jeder Form von Diät der Versuch unternommen wird, Millionen von Menschen an eine einzige Ernährungsform anzupassen.

Die individuellen Essgewohnheiten der Menschen sind hingegen stark unterschiedlich und auch Kleinigkeiten können für das subjektive Empfinden der Essensqualität von großer Bedeutung sein. Um langfristig wirksame Veränderungen des Gewichtsproblems zu erzielen, ist es deshalb notwenig, nicht die Menschen der Diät, sondern die Ernährung den individuellen Essgewohnheiten der Menschen anzupassen. Aus dem „alten Essenstrott“ muss durch schrittweise Veränderungen ein „neuer Essenstrott“ herbeigeführt werden. Erforderlich ist eine ausreichende Reduktion der Kalorienaufnahme, um abnehmen zu können. Darüber hinaus muss eine ausreichend große Essensmenge gewährleistet sein, um satt zu werden. Nicht zuletzt müssen individuelle Vorlieben des Einzelnen, selbst für höher kalorische Lebensmittel, berücksichtigt werden, damit die mit dem Essen verbundene Lebensqualität so wenig wie möglich beeinträchtig ist.

Das vorliegende Buch soll Ihnen Hilfestellung geben, wie Sie die Verbindung dieser Vorgaben erreichen können und dabei nicht nur akut Gewicht verlieren, sondern dies auch langfristig aufrechterhalten können.

Die Resonanz auf die 1. und 2. Auflage dieses Buches hat gezeigt, dass sehr viele Patienten mit dem Konzept einer reduzierten Energiedichte, in Verbindung mit individueller Ernährungsumstellung, erfolgreich ihr Gewicht reduziert haben. Seit dem Erscheinen der 2. Auflage haben sich inzwischen zahlreiche neue Erkenntnisse bezüglich des Essverhaltens, der Bedeutung einzelner Mahlzeiten für die tägliche Energieaufnahme, der Rolle der Ballaststoffe sowie des Energieverbrauchs ergeben. Darüber hinaus sind eine Vielzahl neuer Lebensmittel, insbesondere im niedrigenergetischen Bereich, auf den Markt gekommen, was eine gründliche Überarbeitung des Buches erforderlich gemacht hat. Im ersten Teil des Buches finden Sie einige grundsätzliche Ausführungen zur Regulation der Nahrungsaufnahme und den Essgewohnheiten. Anschließend sind konkrete Vorschläge zur Ernährungsumstellung für die verschiedenen Mahlzeiten aufgeführt. Die Energiedichtetabellen sind gegliedert nach Lebensmittelgruppen, so dass geschmackliche Alternativen mit geringerem Kaloriengehalt leicht aufzufinden sind. Wenn Sie sich gleich den konkreten Essensvorschlägen zuwenden, können Sie ohne Probleme den ersten Teil überspringen und gegebenenfalls zu einem späteren Zeitpunkt lesen.

Besonders danken möchten wir unseren Patienten, durch deren Behandlung wir sehr viel gelernt haben und durch deren kritische Anmerkungen wichtige Verbesserungen für die Therapie entstanden sind. Gerade wegen der großen Komplexität des Essens unterliegen Patienten wie Therapeuten ständig einer großen Herausforderung.

Einleitung

Der griechische Philosoph Heraklit ist vor rund 2.500 Jahren zu der Erkenntnis gelangt, dass wir essen müssen, um zu leben, aber, dass wir nicht leben, um zu essen. In den letzten 50 Jahren ist, zumindest in den meisten Ländern auf dieser Erde, Essen und Trinken als wesentlicher Bestandteil eines allgemeinen Lebensgenusses zunehmend in den Vordergrund gerückt, was nicht ohne Folgen für die stetig ansteigende Entwicklung unseres Körpergewichtes geblieben ist.

Einer der ganz wesentlichen Gründe für den Verzehr von Speisen jeglicher Art ist der Wunsch, das Hungergefühl durch das wesentlich angenehmere Gefühl der Sättigung zu verdrängen. Es ist verbunden mit einem angenehmen Füllungsgefühl im Bauch, Zufriedenheit, einem geringen Grad an Trägheit, Entspanntheit etc. Aufgrund dieser insgesamt positiven Empfindungen möchten wir auf das Gefühl des Sattseins nur ungern verzichten. Das bedeutet, alle Ratschläge zur Vermeidung oder zur Bekämpfung des Übergewichtes können nur dann langfristig erfolgreich sein, wenn dieser Punkt besondere Berücksichtigung erfährt und vor allem durch die Ernährungsveränderungen die Lebensqualität so wenig wie möglich beeinträchtigt wird.

Wodurch entsteht Übergewicht?

Unser Körpergewicht wird bestimmt durch die **Energiebilanz**. Die Energiebilanz ist das Ergebnis von **Energieaufnahme** und **Energieverbrauch**. Die Energieaufnahme entsteht durch den Energiegehalt der verzehrten Nahrung. Der Energieverbrauch setzt sich zusammen aus dem Ruheenergieverbrauch (Grundumsatz), der Thermogenese und dem Verbrauch durch körperliche Aktivität. Sind Energieaufnahme und Energieverbrauch im Gleichgewicht, bleibt das Körpergewicht konstant. Ist die Energieaufnahme größer als der Energieverbrauch, spricht man von einer positiven Energiebilanz. Die akut nicht benötigten Kalorien werden in Form von Fettgewebe gespeichert, wodurch das Körpergewicht größer wird. Ist andererseits der Energieverbrauch größer als die Energieaufnahme, spricht man von einer negativen Energiebilanz. In dieser Situation wird die im Fettgewebe gespeicherte Energie mobilisiert und dem Stoffwechsel wieder zur Verfügung gestellt. Damit sinkt das Körpergewicht.

Die Energieaufnahme beruht auf den in der Nahrung enthaltenen Makronährstoffen. Fett ist der größte Energielieferant mit einer Energiedichte von 9 kcal/g. Die beiden anderen Makronährstoffe Kohlenhydrate und Eiweiß haben eine Energiedichte von jeweils 4 kcal/g. Alkohol muss heutzutage ebenfalls als wichtiger Energielieferant mit einer Energiedichte von 7 kcal/g berücksichtigt werden.

Der **Grundumsatz** (Ruheenergieverbrauch) ist die Energiemenge, die der Körper in Ruhe verbraucht durch die Tatsache, dass wir am Leben sind und sämtliche Organfunktionen aufrecht erhalten werden müssen. Der Grundumsatz ist bei den meisten Menschen heutzutage für ca. 70 % der während eines Tages verbrauchten Gesamtenergie verantwortlich. Die **Thermogenese** (Wärmeproduktion durch Nahrungsaufnahme, Muskelarbeit, Stress, etc.) macht ca. 10 % des gesamten Energieverbrauchs aus. Der **Leistungsumsatz**, der bedingt ist durch die körperliche Aktivität im Berufs- wie im Privatleben, macht heutzutage nur noch 20–30 % der Gesamtenergie aus, da aufgrund der technologischen Entwicklung die Notwendigkeit zu körperlicher Aktivität drastisch zurückgegangen ist. Der Grundumsatz ist sehr wahrscheinlich durch genetische Einflüsse stark geprägt, kann aber insbesondere in Hungerphasen deutlich absinken, wodurch die Chance besteht, die Überlebenszeit bei Ausbleiben des Nahrungsangebots zu verlängern. Er ist von Mensch zu Mensch sehr unterschiedlich, was die Abb. 1 verdeutlicht. Menschen die bereits in Ruhe sehr viel Energie verbrauchen, können auch mehr Kalorien über die Nahrung zu sich nehmen, ohne eine positive Energiebilanz zu erreichen. Der Energieverbrauch von 100 kcal pro Tag entspricht über den Zeitraum eines Jahres der Energiemenge von 5 kg Fettgewebe. Ein hoher Grundumsatz schützt aber nicht automatisch vor Übergewicht und Adipositas. Auch Menschen, die in Ruhe bereits

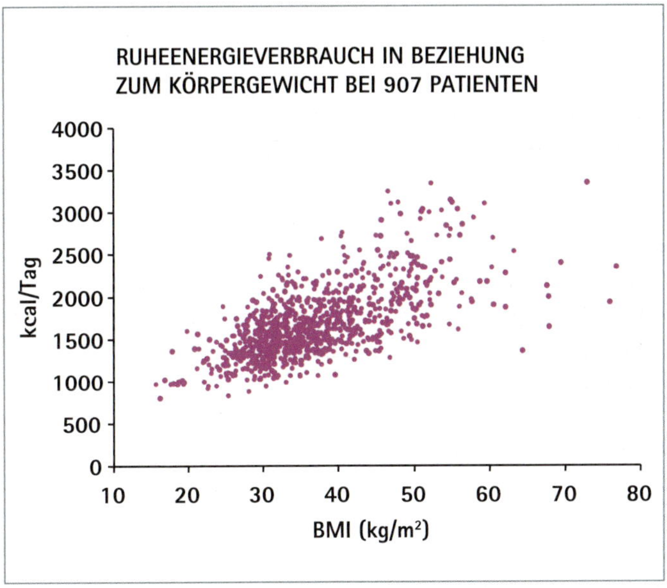

Abb. 1: Darstellung des Ruheenergieverbrauchs, ermittelt mit indirekter Kalorimetrie bei 907 Patienten in Beziehung zum Körpergewicht, ausgedrückt als Body-Mass-Index (BMI).

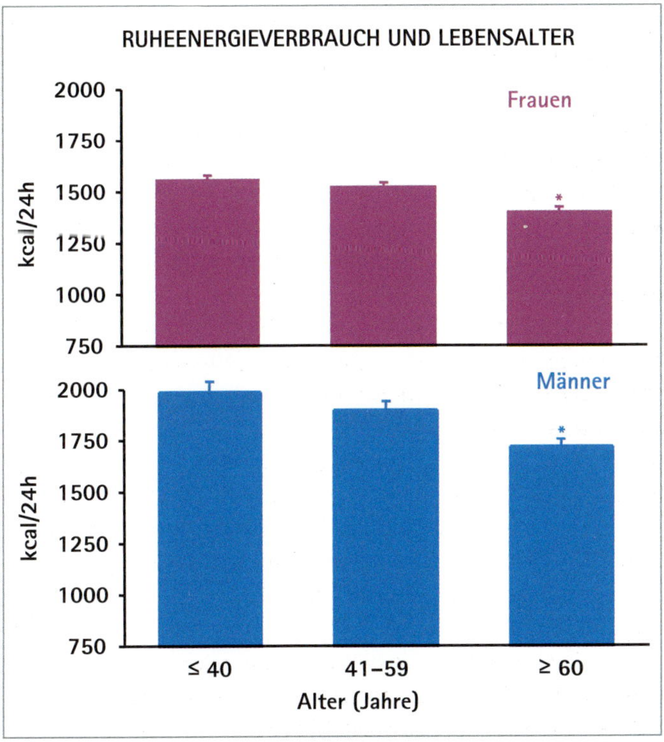

Abb. 2: Ruheenergieverbrauch bei Männern und Frauen in Abhängigkeit vom Lebensalter. Der BMI lag bei allen Gruppen bei 35 kg/m^2. *signifikanter Unterschied gegenüber den beiden jüngeren Gruppen

2.500 kcal und mehr verbrauchen, können ein erhebliches Übergewicht erreichen. Der Durchschnittswert aller hier gezeigten Messwerte liegt bei 1.700 kcal/24 h. Der Ruheenergieverbrauch ist vom Geschlecht und vom Alter abhängig. Frauen haben im Ruhezustand einen um nahezu 500 kcal geringeren Energieverbrauch. Ab dem 60. Lebensjahr sinkt der Energieverbrauch bei beiden Geschlechtern (Abb. 2).

Die Energiebilanz ist mit dem Beginn des Lebens automatisch negativ. Dies ist bedingt durch den Ruheenergieverbrauch, ohne den Leben nicht möglich ist. Dieses täglich vorgegebene Energiedefizit muss durch Nahrungsaufnahme ausgeglichen werden. Damit fällt zwangsläufig der zusätzliche mit Nahrungssuche verbundene Leistungsenergieverbrauch an. Der Ausgleich dieses gesamten Energieverbrauchs war über Jahr Millionen nie auf Tagesbasis, ja häufig nicht einmal auf Wochenbasis garantiert. In diesem Szenario war eine gelegentlich auftretende positive Energiebilanz durch ein reichliches Nahrungsangebot ein großer Überlebensvorteil.

Für mehr als die Hälfte der Weltbevölkerung haben sich die Probleme der Energiebilanz während der vergangenen 40 bis 50 Jahre schlagartig geändert. Es steht ein großes Nahrungsangebot zur Verfügung, das ohne großen Mehraufwand an Energieverbrauch zu erreichen ist (maximale Gehstrecke: Autoparkplatz bis Supermarktregal) und das auch wirtschaftlich erschwinglich ist. Daraus ergibt sich die in der menschlichen Entwicklungsgeschichte einmalige Situation, dass große Teile der Bevölkerung nicht gelegentlich, sondern dauernd eine positive Energiebilanz, und zwar auf Tagesbasis, erzielen können. Das Resultat ist geradezu zwanghaft vorgezeichnet, nämlich die früher nur vorübergehende Vermehrung des Fettgewebes ist übergegangen in eine dauerhafte Fettansammlung, die alle bisher da gewesenen Ausmaße bei weitem übersteigt. Damit hat sich der Überlebensvorteil des Fettgewebes als Energiereserve für Notzeiten zu einem drastischen Überlebensnachteil gewandelt. Die Veränderungen der Rahmenbedingungen des täglichen Lebens treffen auf ein Regulationssystem der Nahrungsaufnahme, das für ganz andere Grundvoraussetzungen ausgebildet wurde. Damit fehlt ein automatisches Kontrollsystem. Die biologische Evolution ist nicht in der Lage, mit dem heutigen Tempo der technologischen Revolution Schritt zu halten.

Eine tägliche positive Energiebilanz in der Größenordnung von 200 kcal – ein Brötchen mit nur 5 g Butter – entspricht über den Verlauf eines Jahres dem Energiegehalt von 10 kg Fettgewebe. Ein solcher Gewichtszuwachs pro Jahr ist sehr groß und gehört eher zu den Ausnahmen. Die meisten adipösen Menschen nehmen im Verlauf von 10–20 Jahren 20–30 kg an Gewicht zu. Das entspricht einem jährlichen Gewichtszuwachs von durchschnittlich 1–3 kg. Auf den einzelnen Tag zurückgerechnet, ist dies eine kleine Kaloriendifferenz von nur 20–60 kcal.

Definition der Adipositas

Übergewicht und Adipositas sind definiert als eine Vermehrung des Körpergewichts durch eine über das Normalmaß hinausgehende Vermehrung des Körperfettanteils. Eine Klassifikation der Adipositas wird vorgenommen anhand des Body-Mass-Index (BMI).

Normalbereich	18,5 - 24,9 kg/m²
Übergewicht	25,0 - 29,9 kg/m²
Adipositas Grad I	30,0 - 34,9 kg/m²
Adipositas Grad II	35,0 - 39,9 kg/m²
Adipositas Grad III	≥ 40,0 kg/m²

Neben dem Gewicht spielt auch die Fettverteilung eine Rolle. Ein leicht bzw. stark erhöhtes Krankheitsrisiko liegt gemäß WHO vor, wenn der Taillenumfang bei Männern über 94 bzw. 102 cm und bei Frauen über 80 bzw. 88 cm beträgt.

Die Zunahme der Adipositas in Deutschland ist erheblich. Während im Jahr 1999 noch fast 50 % normalgewichtig waren, sind es rund 10 Jahre später nur noch 40 % (Abb. 3). Die Gruppe der Übergewichtigen hat sich mit rund 37 % sehr konstant gehalten und die Adipositas hat von 14,4 % auf 20,7 % zugenommen.

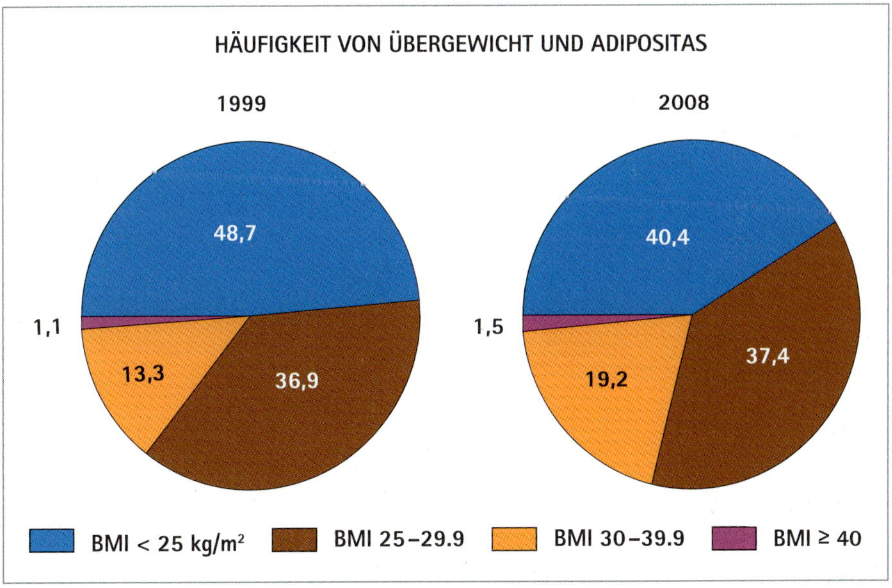

Abb. 3: Häufigkeit von Übergewicht und Adipositas in der Bundesrepublik Deutschland im Vergleich zwischen 1999 (Aktuelle Ernährungsmedizin 25, 2000) und 2008 (Nationale Verzehrsstudie II).

Was bringt Gewichtsreduktion?

Ein zu hohes Körpergewicht ist der Schrittmacher für eine Vielzahl von Erkrankungen wie Bluthochdruck, Fettstoffwechselstörungen, Diabetes mellitus Typ 2, Gallensteine, degenerative und schmerzhafte Veränderungen an Wirbelsäule, Hüft- und Kniegelenken, Herzinfarkt, Schlaganfall sowie zahlreiche Krebserkrankungen.

Insbesondere beim Typ 2 Diabetes lässt sich die Bedeutung des Gewichtsverlaufs nicht nur für die Entstehung, sondern auch für die Heilung dieser Erkrankung sehr gut demonstrieren. Bereits eine relativ geringe Senkung des Körpergewichts um 3–4 kg über den Zeitraum von 3–4 Jahren kann die Zahl der neu aufgetretenen Fälle von Diabetes um 30–60% reduzieren. Auch bei extrem adipösen Patienten mit Übergewicht von mehr als 40 kg führt eine Gewichtsreduktion um durchschnittlich 20 kg bei sehr Vielen zu einem Verschwinden des Typ 2 Diabetes und die Häufigkeit neu aufgetretener Diabetesfälle ist rückläufig. In einer Vergleichsgruppe, die ihr hohes Körpergewicht über 10 Jahre aufrechterhalten hat, hat sich die Zahl der Diabetesfälle verdreifacht. Das zeigt sehr deutlich, dass durch Gewichtsreduktion entscheidende Verbesserungen des Gesundheitszustandes zu erzielen sind. Nicht zuletzt darf man auch die rein mechanische Belastung nicht außer Acht lassen. An der Grenze von Übergewicht zu Adipositas (BMI 30 kg/m^2) liegt ein durchschnittliches Übergewicht von 15 kg vor. Das ist mehr als das Gewicht einer Kiste Saft oder Bier. Jeder weiß, welche Belastung das Tragen einer solchen Kiste darstellt.

Entscheidend für die Verbesserung des Gesundheitszustandes ist nicht nur das Ausmaß der Gewichtsreduktion, sondern vor allem die langfristige Reduktion. Es muss nicht unbedingt ein Normalgewicht erreicht werden, aber das einmal reduzierte Gewicht sollte zumindest auf diesem niedrigeren Niveau über Jahre und Jahrzehnte gehalten werden.

Worin besteht das Problem von Diäten?

Grundvoraussetzung für jede Art von Gewichtsreduktion ist eine negative Energiebilanz. In den vergangenen 20–30 Jahren sind verschiedene hypokalorische Diäten, in erster Linie durch Veränderung der Makronährstoffzusammensetzung, zum Einsatz gekommen. Am häufigsten wurde die Fettaufnahme (low fat) reduziert, da Fett die höchste Energiedichte hat und sich so am leichtesten Kalorien einsparen lassen. Daneben wurde auch die Reduktion der Kohlenhydrate favorisiert (low carb). Die bekannteste Variante der low carb-Diäten ist die Atkins-Diät, die unter der Voraussetzung einer absolut kohlenhydratfreien Ernährungsweise den Verzehr größerer Mengen von Fett und Eiweiß ermöglicht, was für viele Menschen zunächst sehr befriedigend, aber langfristig nicht durchzuhalten und auch ernährungsphysiologisch nicht sinnvoll ist. Außerdem wurden Diäten mit hohem Eiweißanteil empfohlen und letztendlich sind extrem niedrigkalorische Diäten (very low calory diet, VLCD), nach wie vor sehr populär, da sie die erhoffte schnelle Gewichtsreduktion herbeiführen. Die Modifikation der Makronährstoffzusammensetzung hinsichtlich weniger Fett, weniger Kohlenhydrate oder mehr Eiweiß macht für das Ausmaß der Gewichtsreduktion keinen Unterschied. In manchen Studien steigt das Gewicht bereits während der noch laufenden Studie wieder an. Wenn dies schon in Studien auftritt, in denen die Motivation aller Beteiligten sehr hoch ist, ist der rasche Wiederanstieg des Körpergewichts nach Beendigung der Therapiephase unter Alltagsbedingungen nicht überraschend.

Das Problem aller Diäten besteht darin, dass wir unter dem Begriff „Diät" alles zusammenfassen, was nicht gerne gegessen wird. Die Akzeptanz der verschiedenen Lebensmittel ist individuell sehr unterschiedlich und das, was der eine Mensch sehr gerne isst, wird vom nächsten bereits als Diätmaßnahme empfunden. Es ist nachvollziehbar, dass Lebensmittel, die einem persönlich nicht besonders zusagen, nur über einen begrenzten Zeitraum verzehrt werden. Das bedeutet, dass eine Rückkehr zu den bisherigen Essgewohnheiten nach jeder Diätmaßnahme vorgezeichnet ist, und da die alten Essgewohnheiten den Gewichtszuwachs verursacht haben, ist ein neuerlicher Wiederanstieg des Körpergewichts nach Beendigung der Diätmaßnahme nahezu garantiert.

Sucht man nach Gründen, warum eine langfristige Gewichtsreduktion problematisch ist, muss man sich die Frage stellen, warum Menschen essen. Aus ernährungswissenschaftlicher und biologischer Sicht ist die Antwort ziemlich einfach. Der Energiebedarf muss gedeckt werden und die nötigen Mengen an Makro- und Mikronährstoffen, die für die Aufrechterhaltung von Struktur und Funktion sämtlicher Gewebe und Organe erforderlich sind, müssen zugeführt werden. Für die meisten Menschen sind andere Gründe wesentlich wichtiger.

Die Bedeutung des Essens liegt nicht nur darin, das lästige Hungergefühl durch das wesentlich angenehmere Sättigungsgefühl zu verdrängen. Essen spielt auch eine große Rolle, um geschmackliche Erwartungen zu befriedigen. Das Essen ist für viele Menschen ein wichtiger Stabilisator der Psyche und nicht zuletzt ist Essen ein entscheidender Bestandteil allgemeiner Lebensqualität.

Bezüglich des Körpergewichts wird zu viel von der Hunger-/Sättigungsregulation erwartet. Für ein konstantes Gewicht müsste die Regulation der Nahrungsaufnahme mit dem Energieverbrauch eng abgestimmt sein. Ein derartiges Regulationsprinzip kann aber nur dann funktionieren, wenn neben dem ohnehin permanent vorhandenen Energieverbrauch auch ein reichliches Nahrungsangebot jederzeit zur Verfügung steht, um sowohl Über- als auch Unterernährung zu verhindern. Die meisten Menschen haben aber während der vergangenen 5 Mio. Jahre überwiegend ein Nahrungsdefizit vor Augen gehabt. Das heißt, langfristiges Überleben ist nur dann gesichert, wenn in Phasen eines reichlichen Angebotes auch entsprechende Energiereserven (Fettgewebe) gebildet werden können.

Regulation von Hunger und Sättigung

Wie in Abb. 4 dargestellt, erreichen wir das maximale Sättigungsgefühl innerhalb von 30–40 min nach Beginn der Nahrungsaufnahme, welches dann über die folgenden Stunden wieder abklingt. Genau umgekehrt verhält sich das Hungergefühl, das zunächst mit Beginn des Essens rasch abnimmt, um dann im weiteren Verlauf wieder zu dem ursprünglichen Zustand zurückzukehren. Dieses Auf und Ab von Hunger und Sättigung wird durch zahlreiche Faktoren gesteuert.

Wozu überhaupt Sättigung?

In Situationen eines übermäßigen Nahrungsangebotes wäre eine permanente Nahrungsaufnahme zur Sicherung einer möglichst großen Energiereserve innerhalb kurzer Zeit äußerst sinnvoll. Tatsächlich wird aber selbst nach längeren Hungerphasen die Nahrungsaufnahme nach kurzer Zeit durch das Sättigungsgefühl unterbrochen und es folgt eine wesentlich längere Zeitphase bis zum Wiederauftreten des neuerlichen Verzehrs. Die Chance, zu einem wesentlich früheren Zeitpunkt eine ausgeglichene Energiebilanz herbeizuführen, wird also nicht genutzt. Die Unterbrechungen der Nahrungsaufnahme sind notwendig, um eine optimale Verdauung und Resorption der Nährstoffe zu gewährleisten. Die erforderlichen biochemischen Prozesse können nicht ohne weiteres beschleunigt werden und ein pro Zeiteinheit zu großes Nahrungsangebot an das Verdauungssystem führt unweigerlich zu einer mangelhaften Verdauung, was bei Patienten mit Magenoperationen ein Problem darstellt. Das wiederum bedeutet aber auch einen Verlust von Energie und Nährstoffen. Deshalb muss das Wechselspiel von Hunger und Sättigung als ein Instrument betrachtet werden, das die optimale Ausnutzung der zur Verfügung stehenden Energie und Nährstoffmengen für den Organismus sicherstellt und da-

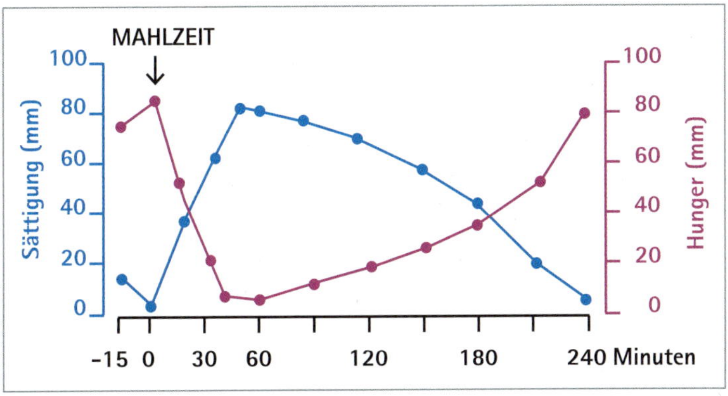

Abb. 4: Darstellung des Hunger- und Sättigungsgefühls vor sowie nach Verzehr einer Mahlzeit.

mit letztendlich die Entwicklung von Energiereserven im Sinne von Fettdepots begünstigt. Keinesfalls ist Sättigung ein Regulationsinstrument, das gedacht ist, um Adipositas zu verhindern.

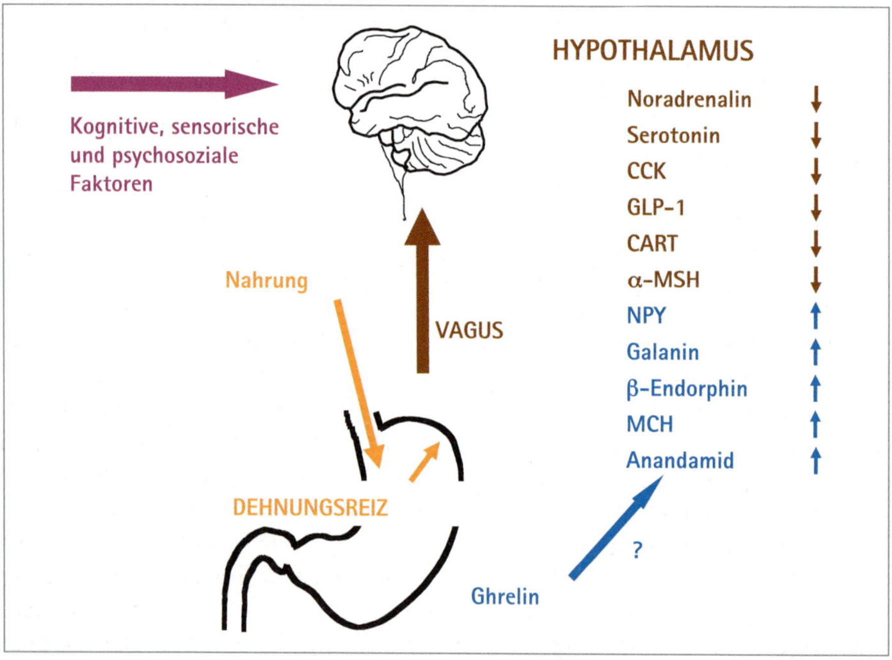

Abb. 5: Schematische Darstellung der an der Regulation der Nahrungsaufnahme beteiligten Faktoren. Sättigungssignale werden durch Füllung des Magens aktiviert und über den Vagusnerven den übergeordneten Regulationszentren im Zwischenhirn (Hypothalamus) zugeführt, wodurch sättigend wirkende Neurotransmitter (braune Gruppe) aktiviert werden. Das Wiedereinsetzen des Hungergefühls wird durch appetitstimulierende Neuropeptide (blaue Gruppe) aktiviert. Die Beteiligung des gastralen Hormons Ghrelin ist nach neuesten Ergebnissen eher zweifelhaft. Einen stark modulierenden Effekt auf die Akutregulation zwischen Magen und Zwischenhirn haben kognitive und sensorische Faktoren.
CCK = Cholecystokinin, GLP-1 = Glukagon-like Peptid 1, α-MSH = α-melanocyte-stimulating hormone, CART = Cocaine- and amphetamine-regulated transcript, NPY = Neuropeptid Y, MCH – Melanin-concentrating hormone.

Wie entsteht Sättigung

Die akute Regulation der Nahrungsaufnahme wird durch das Zusammenspiel zwischen Magen und Gehirn gesteuert. Beim Menschen ist die Füllung des Magens und die damit verbundene Dehnung der Magenwand für die Aktivierung von Sättigungssignalen entscheidend. Von Dehnungsrezeptoren des Magens werden die Signale über Bahnen des Nervus vagus an die Regulationszentren des Zwischenhirns (Hypothalmus) weitergeleitet (Abb. 5). Das führt zur vermehrten Freisetzung appetithemmender Botenstoffe. Nachdem das Maximum der Sättigung erreicht ist, nimmt die Freisetzung dieser Botenstoffe wieder ab. Das Wiederauftreten des Hungergefühls entsteht durch die vermehrte Freisetzung appetitstimulierender Botenstoffe. Ob Ghrelin, ein Hormon des Magens, daran beteiligt ist, ist sehr fraglich. Das Verhältnis zwischen der Aktivität sättigend wirksamer und appetitstimulierender Botenstoffe entscheidet über den Grad von Hunger und Sättigung. Man kann keinen einzelnen Faktor als „**den** Fressfaktor“ oder „**den** Sättigungsfaktor“ bezeichnen. Der Ausfall einzelner Faktoren wird schnell ausgeglichen.

Sättigung und flüssige Kalorien

Die Möglichkeit, Energie und Nährstoffe über Flüssigkeiten aufzunehmen, ist unter natürlichen Lebensbedingungen auf die Säuglingsperiode (als Muttermilch) begrenzt. Danach sind energie- und nährstoffhaltige Flüssigkeiten für die Ernährung nicht mehr vorgesehen. Der menschliche Erfindungsgeist hat eine breite Palette kalorienhaltiger Getränke hervorgebracht. Sie tragen entscheidend zur Gewichtsentwicklung bei und können dem Abnehmwilligen das Leben sehr erschweren. Das wesentliche Problem ist, dass Flüssigkeiten nicht lange im Magen verweilen, somit auch nicht zur Dehnung des Magens und damit zur Aktivierung von Sättigungssignalen nachhaltig beitragen. Trinkt man Flüssigkeiten während einer festen Mahlzeit, wird die Flüssigkeit, unabhängig von den festen Nahrungsbestandteilen, mit einer Geschwindigkeit von bis zu 25 ml/min aus dem Magen entleert. Innerhalb von 20 min hat ein halber Liter den Magen wieder verlassen, so dass die darin enthaltenen Nährstoffe für die Aufnahme in die Blutbahn zur Verfügung stehen.

Systematische Untersuchungen haben gezeigt, dass der Verzehr von einem halben Liter eines kalorienhaltigen Getränks den Appetit für ungefähr 30 min in geringem Ausmaß dämpft. Zu späteren Zeitpunkten ist die nachfolgende Nahrungsaufnahme durch diese vorhergehende Flüssigmahlzeit vollkommen unbeeinflusst. Die Energiedichte der meisten kalorienhaltigen Getränke ist mit ca. 0,5 kcal/g im Vergleich zu vielen festen Nahrungsbestandteilen nicht besonders hoch und entspricht der von Obst. Da aber der Sättigungseffekt unbeeinflusst bleibt, ist jede Flüssigkalorie immer eine zusätzliche Energiequelle, die die Überernährung fördert.

Merke: Es gilt der Grundsatz, dass kalorienhaltige Flüssigkeiten nie Sattmacher, sondern immer nur Dickmacher sind.

Ist der Kaloriengehalt der Nahrung ein Regulationsfaktor?

Für die Unterbrechung der Nahrungsaufnahme ist die Menge der verzehrten Nahrung entscheidend. Für die Entwicklung des Körpergewichts ist jedoch eine strikte Kontrolle der Energieaufnahme von wesentlich größerer Bedeutung. Zur Vermeidung eines übermäßigen Anstiegs von Energieaufnahme und letztendlich Gewicht, wäre eine Begrenzung der akuten Kalorienaufnahme von Vorteil. Dies entspricht unserem Wunschdenken unter heutigen Lebensbedingungen. Da die Begrenzung der Energieaufnahme und die Vermeidung von Fettansammlungen evolutionsbiologisch nie im Vordergrund gestanden hat, ist ein derartiges Regulationskonzept nicht entstanden. Zahleiche Untersuchungen belegen, dass der Energiegehalt einer Mahlzeit nicht registriert wird, so dass die akute Energieaufnahme direkt von der Energiedichte (kcal pro Gramm Lebensmittel) der jeweils verzehrten Lebensmittel abhängig ist. Beispiele zeigen die Abb. 6, 7 sowie 8. Die Energiedichte der täglich verzehrten Lebensmittel beeinflusst die Energieaufnahme nicht nur unter Testbedingungen im Labor, sondern auch unter Alltagsbedingungen (Abb. 9).

Die Energiedichte eines Lebensmittels ist abhängig sowohl vom Wasser- als auch vom Fettgehalt. Deshalb haben Nahrungsmittel mit hohem Wassergehalt wie Obst und Gemüse eine sehr niedrige Energiedichte. Andererseits hat Brot, das mit 38 bis 40% einen niedrigen Wassergehalt aufweist, eine verhältnismäßig hohe Energiedichte (2,0 bis 2,9 kcal/g).

Energiedichte = kcal pro Gramm Lebensmittel

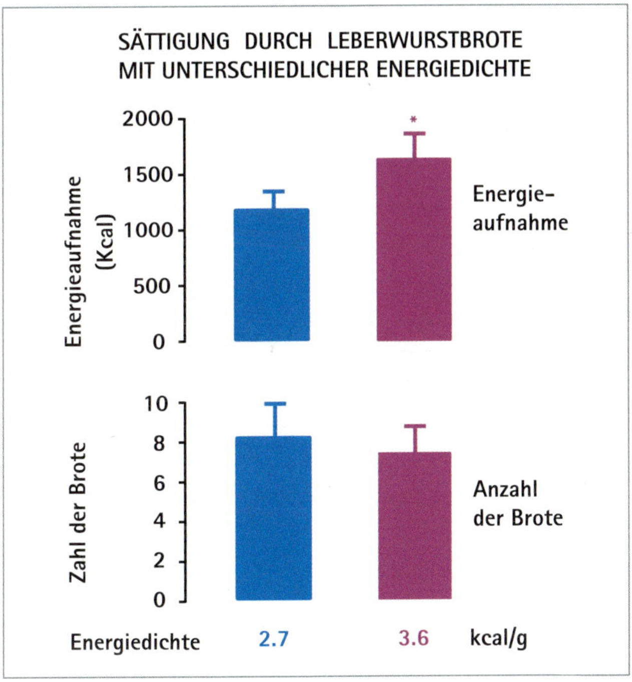

Abb. 6: Energieaufnahme nach sättigenden Mahlzeiten von Brot mit Leberwurst. Die Leberwurstbrote wurden bis zum Erreichen eines zufrieden stellenden Sättigungsgefühls verzehrt. Um die Energiedichte der Leberwurstbrote zu erhöhen, wurde Butter unter die Leberwurst gestrichen. Trotz der höheren Energiedichte blieb die Zahl der verzehrten Brote bis zum Erreichen der Sättigung gleich. Die Kalorienaufnahme war jedoch deutlich größer. (*)

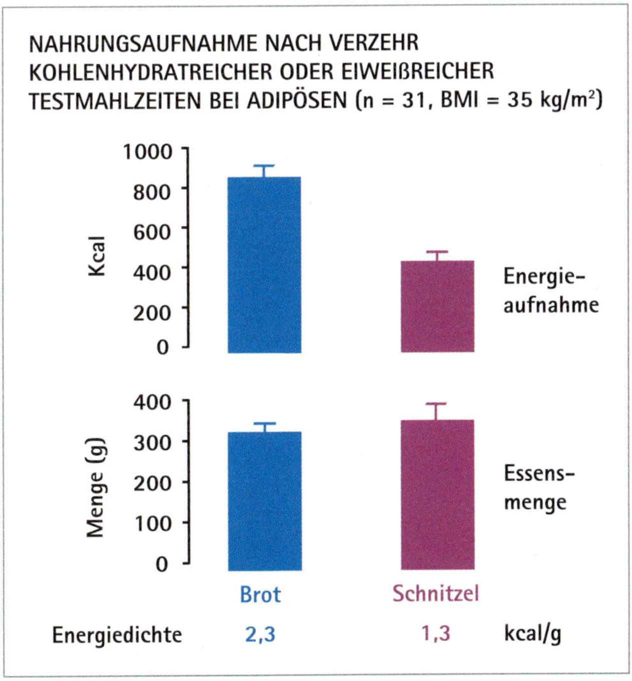

Abb. 7: Die Essensmenge bis zum Eintritt der Sättigung ist nach einer kohlenhydratreichen Mahlzeit (Brot) identisch mit der nach einer eiweißreichen Fleischmahlzeit (Schnitzel). Aufgrund der geringeren Energiedichte von Fleisch ist die Kalorienaufnahme aber nur annähernd halb so groß.

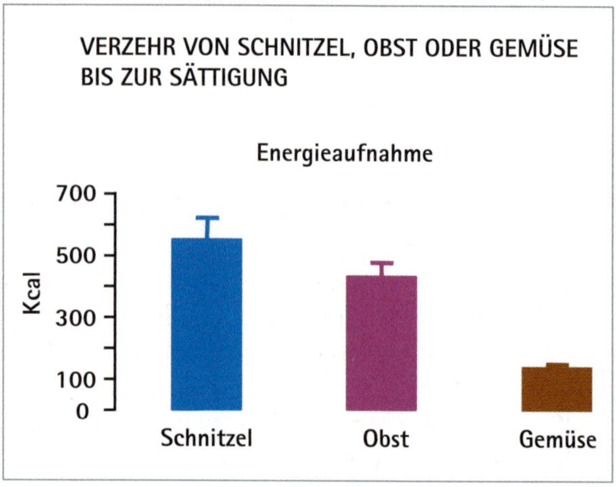

Abb. 8: Der Verzehr von Schnitzel, Obstsalat oder Gemüseplatte bis zum Erreichen der Sättigung führt zu einer Aufnahme vergleichbarer Nahrungsmengen des jeweiligen Lebensmittels. Die Energieaufnahme ist jedoch aufgrund der geringeren Energiedichte von Obst und Gemüse deutlich geringer.

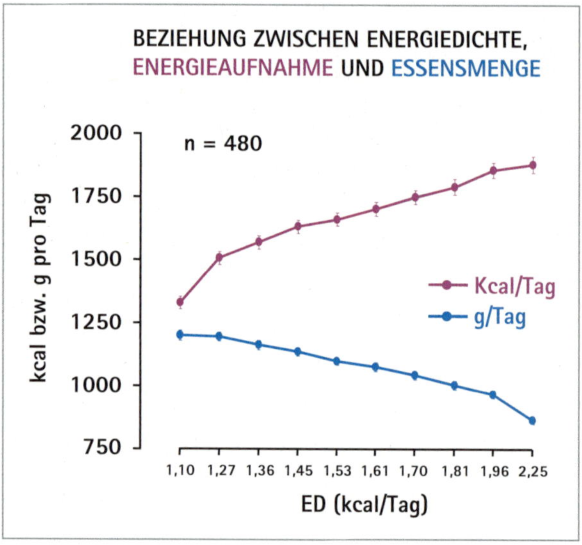

Abb. 9: Beziehung zwischen der durchschnittlichen täglichen Energiedichte (ED) und der Energieaufnahme sowie Verzehrsmenge bei 480 Adipösen und Normalgewichtigen, die ihre Essgewohnheiten über 10 Tage protokolliert haben. Mit Steigerung der Energiedichte der täglich verzehrten Lebensmittel wird die Kalorienaufnahme größer und das trotz einer Reduktion der Verzehrsmenge.

Die Schwachstelle – alles was wir über Essen wissen, sehen, riechen, schmecken

Wie konstant ist die tägliche Energieaufnahme?

Aus dem vorher Gesagten entsteht der Eindruck, dass die tägliche Kalorienaufnahme nur von der Energiedichte der jeweils verzehrten Lebensmittel abhängig ist. Es stellt sich die Frage, ob erstens die tägliche Energieaufnahme überhaupt nennenswerten Schwankungen unterliegt und zweitens wenn ja, ob diese Schwankungen über die Energiedichte der Lebensmittel zu erklären sind. Analysiert man das Essverhalten normalgewichtiger und adipöser Menschen in chronologischer Abfolge der Verzehrstage und betrachtet die Mittelwerte der Energieaufnahme, ergibt sich eine sehr konstant aussehende Linie (Abb. 10). Man darf jedoch nicht vergessen, dass es sich um eine Gruppenanalyse handelt, die bekanntermaßen Schwankungen der einzelnen Teilnehmer maskieren kann. Dies wird bei Betrachtung der Energieaufnahme einzelner Patienten sehr deutlich. Man kann diese Schwankungen auch für die gesamte Gruppe transparenter darstellen, wenn man **intraindividuell** die Verzehrstage nach der Höhe der täglichen Energieaufnahme sortiert. Der neue Tag 1 entspricht dann dem Tag mit der jeweils niedrigsten Kalorienaufnahme jedes Patienten und der neue Tag 10 repräsentiert den jeweils höchsten Kalorieneintrag und die anderen Tage reihen sich entsprechend dazwischen ein. Die Abb. 11a zeigt einen Schwankungsbereich von 1.300 kcal innerhalb dieser 10 Tage. Unterschiede zwischen Normalgewichtigen und Adipösen bestehen nicht.

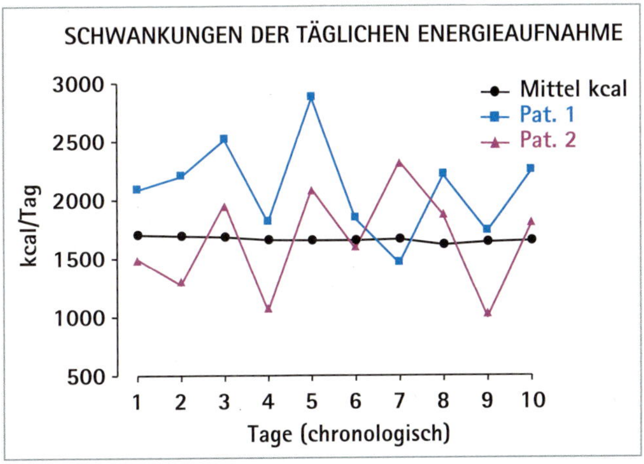

Abb. 10: Durchschnittliche Energieaufnahme von 480 Adipösen und Normalgewichtigen (schwarze Linie) über einen Zeitraum von 10 Tagen in chronologischer Abfolge der Aufzeichnungen. In der roten und blauen Linie ist die tägliche Energieaufnahme von je einem Patienten dieser Gruppe dargestellt.

Das führt zu der Frage, wodurch diese Schwankungen zustande kommen. Aus den Untersuchungen zur Akutregulation liegt es nahe anzunehmen, dass die Energiedichte der verzehrten Lebensmittel der entscheidende Regulationsfaktor ist. Die Schwankungen der Energiedichte der täglich verzehrten Lebensmittel, wie in Abb. 11b dargestellt, würden diese Hypothese bestätigen. Man muss aber auch die Schwankungen der täglichen Verzehrsmengen betrachten (Abb. 11c). Hier zeigt sich, dass die Mengen unter den täglichen Essgewohnheiten nicht konstant sind, wie man aus den Akutversuchen annehmen könnte. Das heißt, die Veränderung der Verzehrsmenge spielt ebenfalls eine sehr wichtige Rolle.

Dies ist bedingt durch kognitive, sensorische und psychosoziale Einflüsse, die für unser Essverhalten eine außerordentlich große Bedeutung haben. Alles was wir über Essen wissen, sehen, riechen, schmecken, ist jederzeit in der Lage, den Regelkreis zwischen Magen und Hypothalamus zu überrollen. Das weiß jeder von sicht selbst. Man kann sich satt essen, doch beim Anblick eines sehr schmackhaften Desserts kann man leicht über die Sättigungsgrenze hinaus weiter essen.

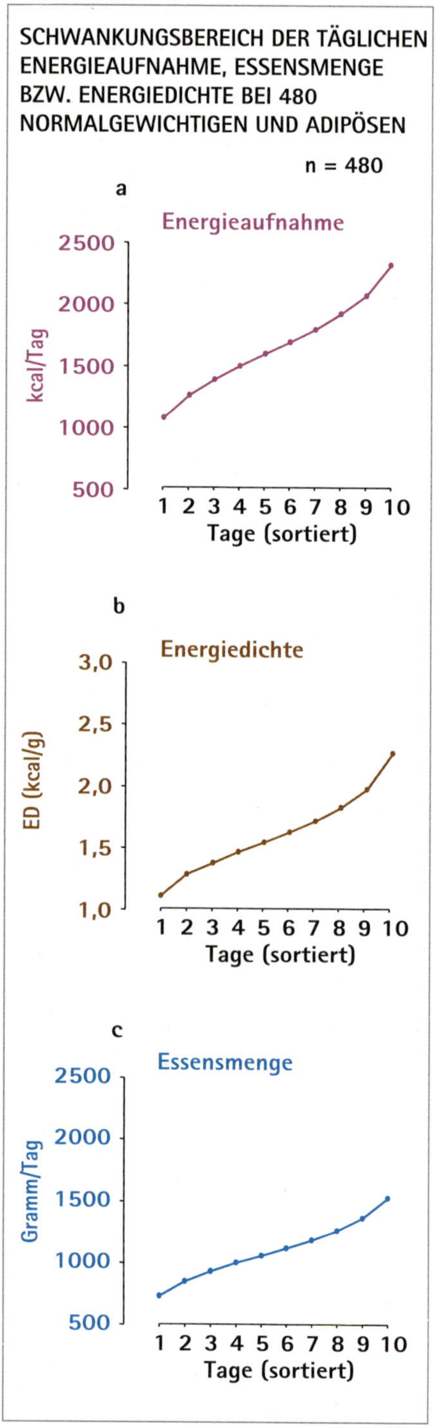

Abb. 11: Tag-zu-Tag-Schwankungen a) der Energieaufnahme b) der Energiedichte (ED) sowie c) der Essensmenge durch die täglich verzehrten Lebensmittel bei 480 Adipösen und Normalgewichtigen. Die Tage sind intraindividuell sortiert jeweils nach der täglichen Energieaufnahme, der täglichen Essensmenge bzw. der täglichen Energiedichte.

Das Wissen um den besonderen Geschmack bestimmter Speisen, der die persönlichen Vorlieben besonders gut trifft, ist entscheidend für den Überkonsum. Dazu kommen Faktoren wie Geruch, Aussehen, Textur, cremige, weiche Konsistenz, die wenig Kauarbeit erfordert, usw. Darüber hinaus spielen auch soziale Faktoren eine große Rolle. Zum Beispiel: Essen im Familien- oder Freundeskreis, bestimmte Anlässe, wie Geburtstage, Feierlichkeiten jeglicher Art. Die Hemmschwelle zum Überkonsum senkt sich deutlich. Diese Einflüsse unterliegen keiner automatischen Regulation und können nur über den Verstand gesteuert werden. Wie aber jeder aus eigener Erfahrung weiß, ist die willkürliche Begrenzung der Nahrungsaufnahme in solchen Situationen extrem schwierig.

Wie sehen unsere Essgewohnheiten im Alltag aus?

Durch die Auswertung der täglichen Essgewohnheiten können folgende Fragen beantwortet werden.

1. Was wird bei den einzelnen Mahlzeiten im Tagesverlauf gegessen?
2. Welche Lebensmittel sind die wesentlichen Energielieferanten?
3. Welche Bedeutung hat die Portionsgröße?
4. Reduziert mehr Kohlenhydrat- oder Eiweißverzehr automatisch die Energieaufnahme?
5. Welche Rolle spielen die Ballaststoffe bei der Energieaufnahme?

1. Was wird bei den einzelnen Mahlzeiten gegessen?

Die durchschnittliche Nahrungsmenge beträgt rund 1.100 g pro Tag, verbunden mit einer Energieaufnahme von 1.700 kcal durch feste Lebensmittel. Zusätzlich werden noch fast 300 kcal in flüssiger Form aufgenommen. Die Aufteilung der Nahrungsmenge auf die einzelnen Mahlzeiten zeigt die Abb. 12. Die größte Menge mit jeweils 350–400 g wird beim Mittag- und Abendessen verzehrt. Die Frühstücksmenge beträgt 170 g und bei den Zwischenmahlzeiten werden zwischen 40 und 70 g gegessen. Die entsprechende Energieaufnahme ist ebenfalls in Abb. 12 dargestellt.

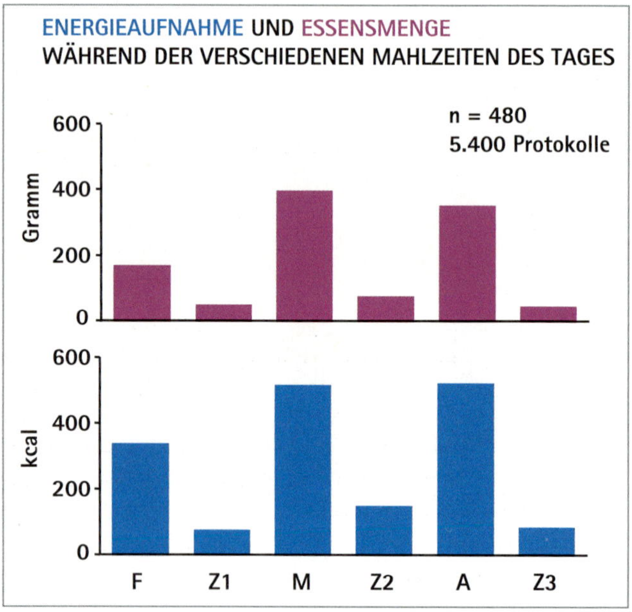

Abb. 12: Energieaufnahme und Essensmenge während der verschiedenen Mahlzeiten des Tages. Ausgewertet wurden 5.400 Protokolle von 480 Adipösen und Normalgewichtigen.
F = Frühstück;
Z1, Z2, Z3 = Zwischenmahlzeiten am Vormittag, Nachmittag bzw. spät abends;
M = Mittagessen;
A = Abendessen.

Hier fällt auf, dass die Kalorienzufuhr beim Frühstück im Vergleich zu den beiden anderen Hauptmahlzeiten einen deutlich geringeren Unterschied als bei der Verzehrsmenge zeigt, was darauf hindeutet, dass das Frühstück eine wesentlich höhere Energiedichte hat. Ebenfalls überproportional größer ist die Energieaufnahme bei den Zwischenmahlzeiten im Verhältnis zur Verzehrsmenge.

Dies wird besonders deutlich, wenn man die prozentuale Aufteilung der Lebensmittel mit niedriger, mittlerer und hoher Energiedichte betrachtet, wie sie in der Abb. 13 dargestellt ist. Gut 60% der während des ganzen Tages verzehrten Lebens-

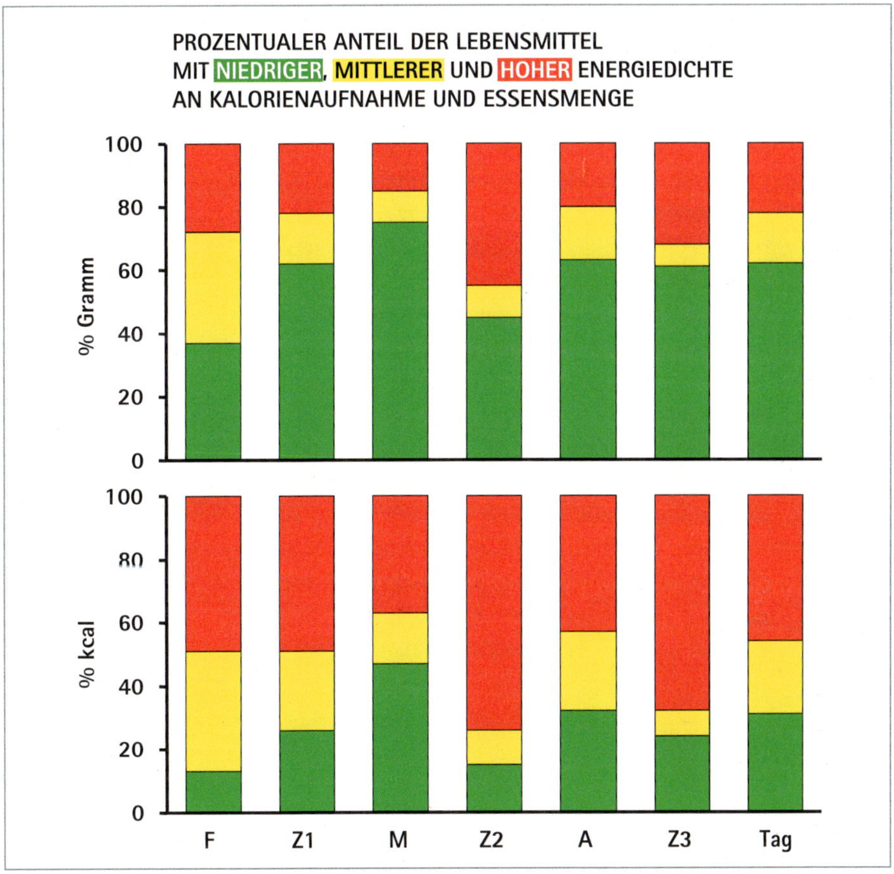

Abb. 13: Prozentualer Anteil der Lebensmittel mit niedriger (grün = ≤ 1,5 kcal/g), mittlerer (gelb = 1,51 – 2,49 kcal/g) und hoher Energiedichte (rot = ≥ 2,5 kcal/g) an der täglichen Kalorienaufnahme und Essensmenge.
F = Frühstück; Z1, Z2, Z3 = Zwischenmahlzeiten am Vormittag, Nachmittag bzw. spät abends; M = Mittagessen; A = Abendessen.

mittelmenge hat eine niedrige Energiedichte. Beim Frühstück und bei der Zwischenmahlzeit am Nachmittag (Z2) ist dieser Anteil deutlich geringer, während beim Mittagessen nahezu 75% niedrigenergetische Lebensmittel konsumiert werden. Beim Frühstück fällt auf, dass der Anteil der Lebensmittel mit mittlerer Energiedichte (im wesentlichen Brot) mehr als doppelt so hoch ist, im Vergleich zum Tagesdurchschnitt. Die Menge hochenergetischer Lebensmittel weicht vor allem bei den Zwischenmahlzeiten am Nachmittag (Z2) und am Abend (Z3) und in geringerem Maße auch beim Frühstück, vom täglichen Durchschnittswert ab.

Besonders auffällig ist der Anteil hochenergetischer Lebensmittel an der Energieaufnahme. Während des ganzen Tages sind lediglich 22% der Essensmenge für nahezu 50% der Energieaufnahme verantwortlich. Die Bedeutung der hochenergetischen Lebensmittel wird besonders deutlich bei den Zwischenmahlzeiten am Nachmittag und Abend.

Betrachtet man die Abb. 9 (Seite 20) sieht man, dass mit steigender Energiedichte der täglich verzehrten Lebensmittel, die Verzehrsmenge um rund 400 g pro Tag geringer wird, was durch die Verzehrsgewohnheiten beim Mittag- und Abendessen bedingt ist. Die Auswertung der zugehörigen Lebensmittelgruppen zeigt, dass diese Reduktion durch niedrigenergetische Lebensmittel bedingt ist, und zwar durch einen geringeren Verzehr von Kohlenhydratbeilagen, Fisch, Fleisch, Gemüse und Obst. Anstelle dieser günstigen Lebensmittel werden hochenergetische Lebensmittel wie Brot, Aufschnitt, Wurstwaren, Fast Food gegessen und trotz einer insgesamt geringeren Verzehrsmenge steigt aufgrund der hohen Energiedichte die tägliche Kalorienaufnahme an. Das bedeutet, dass die typische Hauptmahlzeit, bestehend aus Fleisch, Fisch, Gemüse und/oder Salat und Kohlenhydratbeilagen, wie Kartoffeln, Reis, Nudeln, die beste Kombination ist, um eine große Essensmenge mit einer geringen Energieaufnahme zu verbinden.

Die warme Hauptmahlzeit ist günstiger als die Brotzeit.

Tab. 1

Beitrag verschiedener Lebensmittel an der täglichen Kalorienaufnahme. Ausgewertet wurden 2.600 Ernährungsprotokolle übergewichtiger und adipöser Patienten. Jedes Ernährungsprotokoll entspricht einem Verzehrstag. % kcal entspricht dem prozentualen Anteil an der täglichen Gesamtkalorienaufnahme. % Verzehrstage gibt an, an wie viel der insgesamt ausgewerteten 2.600 Verzehrstage das jeweilige Lebensmittel gegessen wurde; die Essensmenge entspricht dem Durchschnittswert unter Berücksichtigung aller Verzehrstage.

		% kcal	% Verzehrstage	Essensmenge (g)
1.	Brot	18,4	91,8	128,5
	- Brötchen	7,0	49,5	47,5
	- Weißbrot	6,0	40,1	37,7
	- Graubrot	3,3	24,7	25,9
	- Vollkornbrot	2,1	11,7	10,3
2.	Reis, Nudeln, Kartoffeln, etc.	9,2	62,3	142,7
3.	Kuchen	7,5	33,9	40,3
4.	Käse	6,1	45,2	29,8
5.	Leberkäse, Bratwürste, etc.	6,0	22,9	34,4
6.	Fleisch	5,8	42,5	76,9
7.	Wurst	3,8	38,9	25,3
8.	Süßigkeiten	3,6	22,6	14,0
	- Schokolade	2,5	16,1	7,9
	- Gummibären	0,7	6,5	3,5
	- Schokoriegel	0,4	3,0	1,3
9.	Obst	3,5	49,0	120,0
10.	Öl	3,2	40,2	6,0
11.	Streichfett	3,2	48,7	9,3
12.	Fastfood	2,8	7,9	19,4
13.	Müsli (zubereitet)	2,6	10,4	22,9
14.	Yoghurt	2,4	22,2	40,8
15.	Aufläufe	2,0	5,6	17,1
16.	Paniertes	1,7	5,7	9,3
17.	Marmelade	1,7	34,2	8,6
18.	Gemüse	1,6	66,4	138,1
19.	Knabbereien	1,6	7,8	5,0
20.	Kekse	1,5	10,0	6,5
21.	Fisch	1,3	12,0	18,2
22.	Pommes frites (Backofen und Friteuse)	1,2	7,8	12,9
23.	Suppen	1,2	13,3	33,9
24.	Eier	1,0	15,0	12,2
25.	Eis	1,0	6,3	8,3
26.	Schinken, Braten, etc.	1,0	21,3	13,2
27.	Feinkostsalate	0,9	4,4	7,2
28.	Soße	0,9	23,9	18,9
29.	Eintopf	0,9	4,4	14,9
30.	Sahne	0,9	12,6	5,8
31.	Dessert	0,8	5,4	8,7
32.	Quark	0,5	10,1	9,3
33.	Zucker	0,1	3,9	0,6
34.	Trockenobst	0,1	1,7	0,9

2. Welche Lebensmittel sind die wesentlichen Energielieferanten?

Die Auswertung der Ernährungsprotokolle von 260 übergewichtigen und adipösen Patienten, die ihre Ernährungsgewohnheiten über jeweils 10 aufeinander folgende Tage festgehalten haben, ermöglicht eine Einordnung der verschiedenen Lebensmittel hinsichtlich ihrer Bedeutung als tägliche Energielieferanten. Die Ergebnisse sind in der Tab. 1 zusammengefasst dargestellt. Die durchschnittliche tägliche Kalorienaufnahme wird durch 3 Faktoren beeinflusst:

1. Die tägliche Essensmenge
2. Die Energiedichte
3. Die Verzehrshäufigkeit.

Der Brotverzehr führt mit Abstand diese Liste an. Fast 20% der täglichen Kalorienaufnahme erfolgt durch Brot, gefolgt von Nudeln, Reis, Kartoffeln und anderen kohlenhydrathaltigen Beilagen, die zusammen auch fast 10% der Kalorienzufuhr ausmachen. Es sind also lediglich 2 von den hier ausgewerteten 34 Lebensmittelgruppen für nahezu 1/3 der täglichen Energiemenge verantwortlich. Das ist insofern bemerkenswert, da diese Kohlenhydratlieferanten überwiegend im niedrigen bis mittleren Energiedichtebereich liegen. Der hohe Anteil an der Gesamtenergieaufnahme resultiert letztlich nicht nur aus der Verzehrsmenge, sondern auch aus der Verzehrshäufigkeit. Nahezu jeden Tag wird Brot in irgendeiner Form gegessen.

Fleischwaren wie Bratwürste, Wiener Würstchen, Leberkäse etc. werden nur etwa halb so viel gegessen wie Fleisch in unverarbeiteter Form. Trotzdem tragen die verarbeiteten Fleischwaren mehr zur Gesamtkalorienaufnahme bei. Das ist das Ergebnis der hohen Energiedichte verarbeiteter Fleischwaren. Noch deutlicher wird dies beim Käse.

Besonders beachtet werden sollte auch Obst, das an 9. Stelle der Energielieferanten steht. Obst hat zwar mit 0,5 kcal/g eine niedrige Energiedichte, aber die Verzehrsmenge ist groß und Obst wird im Durchschnitt jeden 2. Tag konsumiert. Selbst Gemüse, das mit 0,2 kcal/g die niedrigste Energiedichte von allen festen Nahrungsbestandteilen hat, liegt immerhin noch an 18. Stelle der insgesamt 34 ausgewerteten Lebensmittelgruppen. Dies ergibt sich aus einer hohen Anzahl von Verzehrstagen (66%), in Kombination mit einer großen Verzehrsmenge.

3. Portionsgrößen

Die Analyse der Essgewohnheiten hat gezeigt, dass die tägliche Nahrungsmenge starken Schwankungen unterliegt. Dies ist einmal bedingt durch die Anzahl der Mahlzeiten. Zwischenmahlzeiten sind aber nur für 20 % der gesamten Essensmenge verantwortlich, d. h. andererseits, dass rund 80 % der Veränderungen bei den 3 Hauptmahlzeiten Frühstück, Mittag- und Abendessen auftreten. Das legt nahe, dass die Portionsgrößen der einzelnen Lebensmittelgruppen erheblich schwanken, was in Tab. 2 für einige Lebensmittelgruppen beispielhaft dargestellt ist.

Die Tab. 2 zeigt, dass zwischen minimaler und maximaler Verzehrsmenge ganz erhebliche Unterschiede bestehen, und dass die Mittelwerte lediglich eine rechnerische Größe darstellen, die dem tatsächlichen Essverhalten des Einzelnen nicht gerecht werden. Bestenfalls ein Drittel der Portionen liegt in einem Bereich von ±10 % des Mittelwertes. Aus diesem Grund ist es auch vollkommen sinnlos, Energie und Nährwertangaben auf der Basis sogenannter durchschnittlicher Portionsgrößen auf den Lebensmittelpackungen anzugeben (siehe auch Seite 50). Bei zahlreichen Produkten wird dadurch der Anschein erzeugt, dass die Energieaufnahme nicht besonders hoch ist. Doch wer verzehrt schon von einer Tüte Kartoffelchips

Portionsgrößen ausgewählter Lebensmittelgruppen auf der Basis von 5.400 Ernährungsprotokollen von 480 Adipösen und Normalgewichtigen. Angegeben sind Mittelwerte sowie minimale und maximale Portionsgrößen. Außerdem ist angegeben, wie häufig Portionsgrößen verzehrt werden, die nicht mehr als 10 % nach oben wie nach unten vom Mittelwert abweichen.

	Gramm			kcal			
	Mittelwert	minimal	maximal	Mittelwert	minimal	maximal	Häufigkeit im ± 10 % Bereich
Aufschnitt	51	3	600	134	8	1.560	14,1
Brot	78	3	600	186	7	1.459	9,5
Dessert	156	15	639	231	20	1.128	31.0
Eis	122	20	400	269	44	880	22,9
Fast Food	234	20	780	584	50	1.950	10,6
Feinkostsalat	162	10	593	337	21	1.245	18,2
Fisch	137	10	500	172	11	669	24,1
Fleisch	161	5	800	209	7	1.040	30,9
Gemüse	152	3	900	30	1	180	18,7
Kuchen	109	4	1.000	349	13	3.200	25,3
Käse	49	5	350	170	7	1.225	19,9
KH-Beilage	195	10	820	215	11	962	23,7
Müsli	64	5	350	202	16	800	11,9
Obst	165	5	1.000	83	3	500	33,7
Pommes	153	20	700	293	50	1.750	29,6
Streichfette	14	1	120	83	6	720	12,5
Süßigkeiten	48	2	500	229	4	2.403	13,5
Wurstwaren/ Bratwurst etc.	122	6	550	366	17	2.822	9,5

Tab. 2

mit 180 g Inhalt lediglich eine Portion von 25 g? Meistens wird die ganze Tüte konsequent leer gegessen. Die Unterschiede bei den Verzehrsmengen spiegeln sich natürlich auch in dem Schwankungsbereich der Energieaufnahme wider. Immerhin liegt bei 11 der in Tab. 2 dargestellten 18 Lebensmittelgruppen eine maximale Energieaufnahme von mehr als 1.000 kcal pro Portion vor.

4. Reduziert mehr Kohlenhydrat- oder Eiweißverzehr automatisch die Energieaufnahme?

Fett hat die höchste Energiedichte (9 kcal/g) im Vergleich zu Kohlenhydraten und Eiweiß (jeweils 4 kcal/g). Rein theoretisch müsste der bevorzugte Verzehr von eiweiß- und kohlenhydratreichen Lebensmitteln in Verbindung mit einer geringeren Fettmenge zu einer Reduktion der täglichen Energiezufuhr führen. Auf diese Annahme stützt sich auch das Konzept der low-fat-Diäten. Analysiert man die täglichen Essgewohnheiten, zeigt sich jedoch, dass die Energieaufnahme, unabhängig von den jeweils bevorzugt verzehrten Makronährstoffmengen, sehr vergleichbar ist

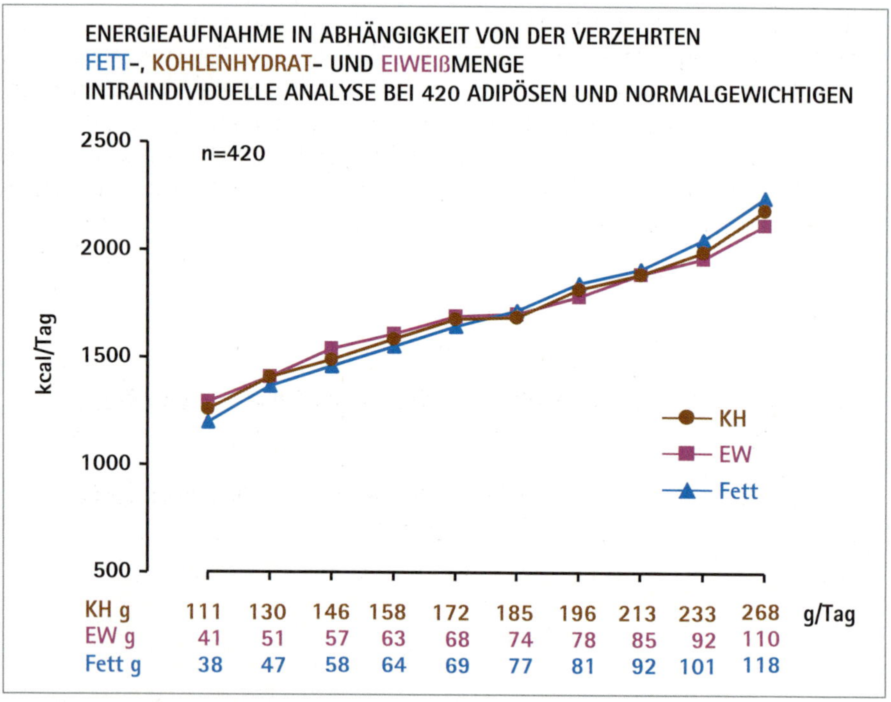

Abb. 14: Tägliche Energieaufnahme in Abhängigkeit von der bevorzugt verzehrten Fett-, Kohlenhydrat- (KH) und Eiweißmenge (EW). Die Verzehrsmengen der jeweiligen Makronährstoffe wurden intraindividuell bei 420 Adipösen und Normalgewichtigen sortiert.

(Abb. 14). Das erklärt auch, warum die Resultate der verschiedenen auf einzelne Makronährstoffe ausgerichteten Diäten nicht so günstig ausfallen, wie es von den rein theoretischen Überlegungen her sein müsste.

Fazit: Bevorzugter Verzehr von Kohlenhydraten und Eiweiß anstelle von Fett führt nicht automatisch zu einer geringeren Energieaufnahme.

5. Ballaststoffe

Eine häufige Empfehlung zur Reduktion der Energieaufnahme ist ein vermehrter Konsum von Ballaststoffen. Prinzipiell ist dieser Ansatz richtig, da Ballaststoffe keine Kalorien enthalten, zur Füllung und Dehnung des Magens beitragen und damit zum schnelleren Eintreten des Sättigungsgefühls führen. Die üblichen Empfehlungen für die tägliche Ballaststoffzufuhr reichen von 30 bis 50 g Ballaststoffe. Die Tab. 3 zeigt, welche Verzehrsmengen erforderlich sind, um 40 g Ballaststoffe pro Tag aufzunehmen. Beim Gemüse reicht die Spanne von 1,6 kg Weißkohl bis zu 4,4 kg Gurken, beim Obst müsste man zwischen 1 und 2 kg je nach Obstsorte verzehren. Deutlich geringere Mengen ergeben sich bei Zerealien, wie Cornflakes und Haferflocken und bei Vollkornbrot. Letztere haben aber eine höhere Energiedichte. Der Ballaststoffgehalt kann aber muss nicht, einen günstigen Einfluss auf die Energiedichte haben. Beim Vergleich von Vollkornbrot (2,0 kcal/g) und Weißbrot (2,5 kcal/g) wirkt er sich günstig aus. Bei Haferflocken (10 g Ballaststoffe pro 100 g) im Vergleich zu Cornflakes (4 g Ballaststoffe pro 100 g) ist kein Vorteil bezüglich der Energiedichte zu erkennen (Tab. 3).

Tägliche Verzehrsmengen, die erforderlich wären, um 40 g Ballaststoffe pro Tag aufzunehmen

Lebensmittel	Durchschnittliche Energiedichte (kcal/g)	Verzehrsmenge (g)
Gemüse	0,2	1.600 – 4.500
Obst	0,5	1.000 – 2.000
Cornflakes	3,6	1.000
Haferflocken	3,7	400
Vollkornbrot	2,0	500

Tab. 3

Untersucht man die Beziehung zwischen der täglichen Ballaststoffaufnahme sowie der Energieaufnahme und Verzehrsmenge, ergeben sich interessante Aspekte. Mit einer größeren täglichen Ballaststoffmenge sinkt die Energiedichte der verzehrten Lebensmittel von durchschnittlich 1,73 auf 1,51 kcal/g ab. Trotzdem steigt die tägliche Kalorienaufnahme. Das hängt damit zusammen, dass durch die Ballaststoffe die Energiedichte nur um 12,7 % gesenkt wird, während mit Steigerung der Ballaststoffzufuhr die Essensmenge um 49 % ansteigt (Abb. 15).

Die Abb. 16 zeigt, dass mit dem höheren täglichen Ballaststoffverzehr die Verzehrsmenge niedrigenergetischer Lebensmittel ansteigt. Eine geringe Steigerung ist auch bei den Lebensmitteln mit mittlerer und hoher Energiedichte vorhanden. Das macht deutlich, dass die Erhöhung der täglichen Ballaststoffaufnahme ganz überwiegend über den vorteilhaften niederenergetischen Bereich erfolgt, trotzdem aber mit einer vermehrten Kalorienaufnahme verbunden ist. Die Tab. 4 zeigt die wesentlichen Lebensmittelgruppen, die an der Erhöhung von Energieaufnahme und Essensmenge bei gesteigerter Ballaststoffzufuhr beteiligt sind. Die Essensmenge wird im Wesentlichen durch Gemüse,

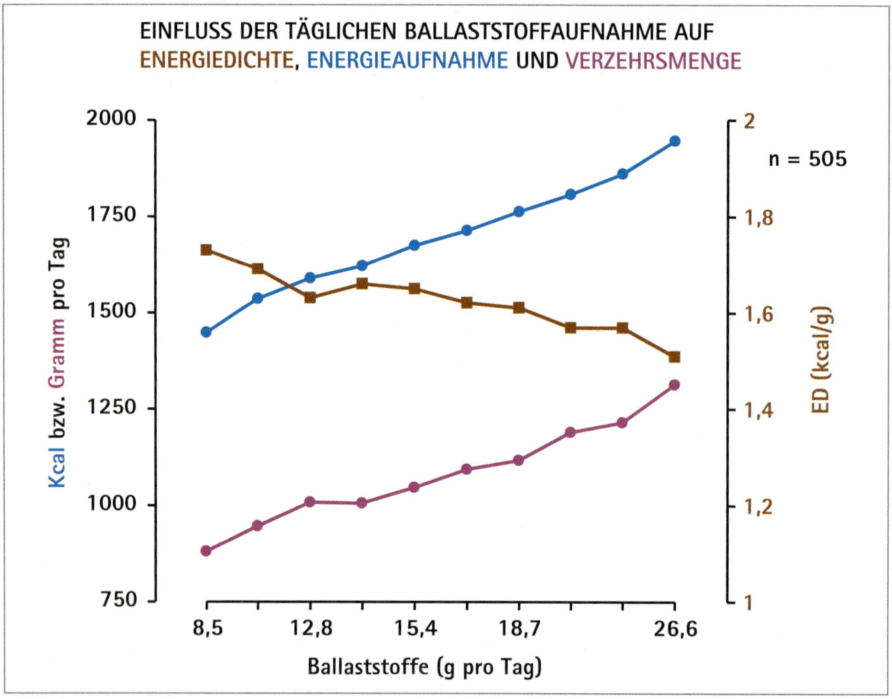

Abb. 15: Beziehung zwischen täglicher Ballaststoffaufnahme einerseits und Energieaufnahme (kcal/Tag), Verzehrsmenge (g/Tag) und Energiedichte der täglich verzehrten Lebensmittel (kcal/g) andererseits. Die Daten sind intraindividuell nach der täglichen Ballaststoffaufnahme sortiert.

Obst, Brot und die Kohlenhydratbeilagen Kartoffel, Reis, Nudeln gesteigert. Brot ist auch für den größten Teil der vermehrten Energieaufnahme verantwortlich. Bei der Energieaufnahme ist der Beitrag jeder einzelnen Lebensmittelgruppe mit Ausnahme von Brot auch nicht besonders groß. Letzten Endes ist die Steigerung der Kalorienaufnahme durch den Summationseffekt bedingt.

Wird der Lebensmittelverzehr sehr stark auf die Ballaststoffmenge ausgerichtet, ist eine Steigerung der Energieaufnahme nicht vermeidbar. Die Tab. 5 verdeutlicht dieses Problem. Für eine reduzierte Energieaufnahme sind Ballaststoffe vorteilhaft, wenn sie in verarbeiteten Lebensmitteln Energieträger wie Mehl ersetzen. In naturbelassenen Produkten, wie Obst, Gemüse oder Haferflocken, bedeutet höherer Ballaststoffkonsum immer eine größere Verzehrsmenge und damit auch Energieaufnahme.

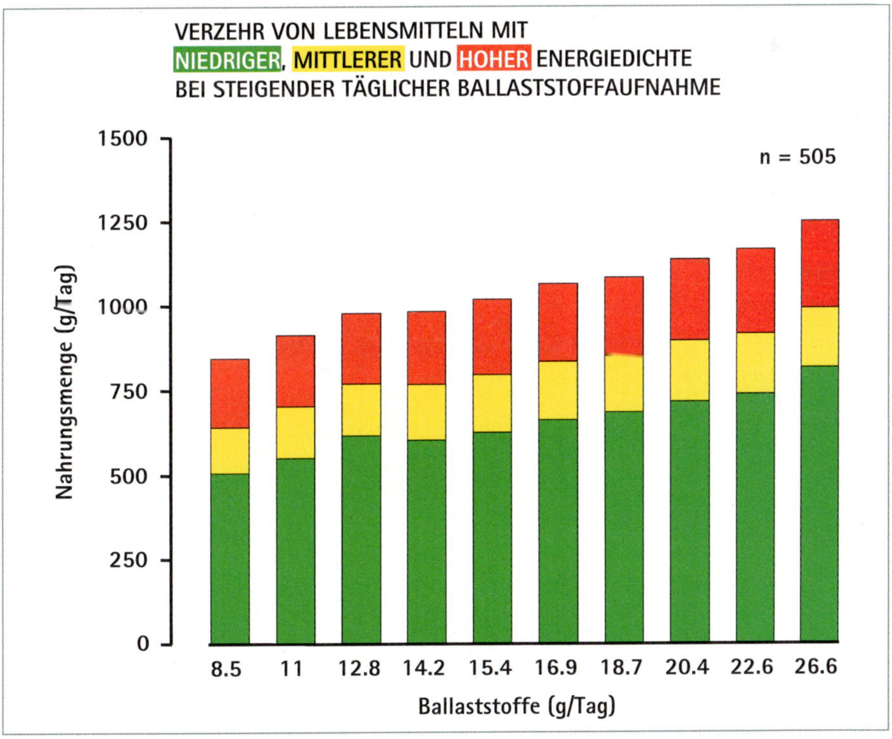

Abb. 16: Verzehrsmenge von Lebensmitteln mit niedriger, mittlerer und hoher Energiedichte im Verhältnis zu der täglichen Ballaststoffaufnahme bei 505 Adipösen und Normalgewichtigen.

Lebensmittel mit niedriger, mittlerer und hoher Energiedichte, die wesentlich zur Steigerung der täglichen Kalorienaufnahme und Verzehrsmenge beitragen, wenn mehr Ballaststoffe gegessen werden.

	Energieaufnahme	Verzehrsmenge
Niedrige ED		
Gemüse	+ 29 kcal	+ 150 g
Obst	+ 55 kcal	+ 110 g
Kohlenhydrat-Beilagen	+ 46 kcal	+ 42 g
Mittlere ED		
Brot	+ 138 kcal	+ 60 g
Hohe ED		
Aufschnitt	+ 21 kcal	+ 7 g
Süßigkeiten und Knabbereien	+ 39 kcal	+ 8 g
Streichfett	+ 15 kcal	+ 2,5 g
Öl	+ 22 kcal	+ 2,5 g

Tab. 4

Energieaufnahme pro 1 Gramm Ballaststoffzufuhr bei Verzehr der aufgeführten Lebensmittelgruppen

Lebensmittelgruppe	Energieaufnahme
Gemüse	10 kcal
Obst	20 kcal
Vollkornbrot	25 kcal
Haferflocken	37 kcal
Cornflakes	90 kcal

Tab. 5

Kohlenhydrate, Insulin und glykämischer Index – ein besonderes Problem

Übergewichtige und adipöse Menschen haben deutlich höhere Insulinspiegel im Blut im Vergleich zu Normalgewichtigen. **Insulin ist das stärkste Hormon in unserem Körper, das den Fettaufbau fördert und andererseits den Fettabbau blockiert.** Je höher das Körpergewicht, desto höher ist auch der Insulinspiegel und desto schwieriger ist es, Fett zu mobilisieren. Da wir beim Essen nicht den Verzehr einer bestimmten Kohlenhydratmenge anstreben und auch nicht eine definierte Kalorienmenge zu uns nehmen, sondern die Nahrungszufuhr an der Sättigung orientieren, steht auch bei kohlenhydrathaltigen Lebensmitteln die Energiedichte im Vordergrund. Dies lässt sich beim Vergleich von Reis, Nudeln und Kartoffeln sehr leicht demonstrieren. Die Menge an Reis, Nudeln und Kartoffeln, die bis zur Sättigung verzehrt wird, ist identisch. Aber die Kalorienaufnahme ist beim Kartoffelverzehr am geringsten (Abb. 17).

Die Gesamtmenge an Kohlenhydraten bestimmt im Zusammenspiel mit dem Fett- bzw. Eiweißanteil einer Mahlzeit die Höhe und Dauer der Insulinsekretion. Die Insulinsekretion ist bei den sehr kohlenhydratreichen Lebensmitteln, wie Brot, etc., naturgemäß am stärksten ausgeprägt. Obst hat allerdings auch noch ca. 50% der insulinstimulierenden Wirkung von Brot (Abb. 18). Gemüse und fettarmes Fleisch fallen am günstigsten aus, insbesondere unter gleichzeitiger Berücksichtigung der Energiedichte. Fettreiches Fleisch wie Leberkäse hat zwar auch keine Wirkung auf Insulin, führt aber zu einer hohen Kalorienaufnahme. Je höher die Insulinsekretion nach Verzehr einer Mahlzeit ausfällt, desto stärker wird der Fettabbau gehemmt. Dies verdeutlicht die Abb. 19. Der Insulinanstieg nach einer Fleischmahlzeit beträgt nur ca. 20% im Vergleich zu der gleichermaßen sättigenden Brotmahlzeit. Der Fettabbau wird aber nach der Fleischmahlzeit um weniger als die Hälfte reduziert.

Studien zur Gewichtsreduktion zeigen, dass eine 1.000-kcal-Diät mit einem Kohlenhydratanteil von nur 30% zu einem Gewichtsverlust von -17 kg in 6 Monaten führt, während mit 50% Kohlenhydraten nur -10 kg in 6 Monaten reduziert wurden. Am stärksten wird die Bedeutung der Insulinsekretion bei der Atkins-Diät sichtbar, bei der auch größere Kalorienmengen ohne Gewichtszunahme verzehrt werden können. Voraussetzung ist, dass Kohlenhydrate komplett weggelassen werden. Die Atkins-Diät hat nur den Nachteil, dass bei unseren Ernährungsgewohnheiten diese Art des Essens auf Dauer nicht durchzuhalten ist. Auch aus ernährungsmedizinischen Überlegungen kann auf eine bestimmte Kohlenhydratmenge auf Dauer nicht verzichtet werden. Die Erfahrung zeigt, dass aufgrund der bei uns üblichen Ernährungsgewohnheiten bereits das längere Einhalten von 30% Kohlenhydraten für sehr viele Menschen äußerst schwierig ist.

EINFLUSS SÄTTIGENDER MENGEN KARTOFFELN, NUDELN UND REIS AUF DEN BLUTZUCKER- UND INSULINANSTIEG

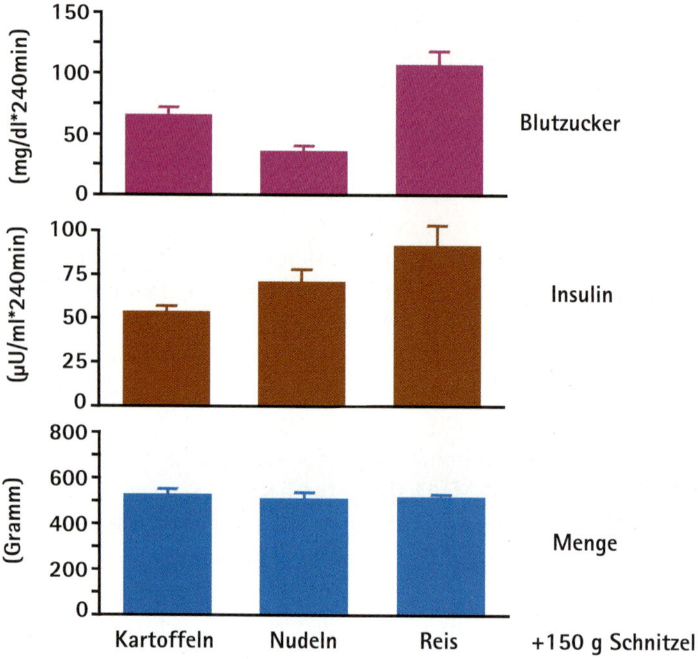

	Kartoffeln	Nudeln	Reis	
Kcal durch KH-Beilage	364	710	578	
Glykämischer Index	80	70	70	Weißbrot = 100
Energiedichte kcal/g	0,7	1,4	1,1	

Abb. 17: Verzehr sättigender Mengen von Nudeln, Reis oder Kartoffeln zusammen mit 150 g Schnitzel. Parallel zum Fleischanteil wurden die Kohlenhydratbeilagen bis zum Eintritt der Sättigung nach Belieben verzehrt. Die Menge der Kohlenhydratbeilagen war vergleichbar hoch. Aufgrund der unterschiedlichen Energiedichte war jedoch die Kalorienaufnahme durch die Kartoffeln deutlich geringer (- 250 kcal). Außerdem zeigt die Abbildung die Beziehung zwischen glykämischem Index von Kartoffeln, Nudeln und Reis zum Anstieg von Insulin und Blutzuckerspiegel nach Verzehr der sättigenden Mengen dieser Kohlenhydratbeilagen, zusammen mit dem Fleischanteil. Der Insulinanstieg ist bei Reis am größten, gefolgt von Nudeln und Kartoffeln. Beim Blutzucker ist der Anstieg nach Reis ebenfalls am höchsten, danach folgen Kartoffeln und Nudeln. Es lässt sich schnell erkennen, dass keinerlei Beziehung zum glykämischen Index dieser kohlenhydratreichen Lebensmittel besteht.

Die Auswertung unserer eigenen Therapieergebnisse zeigt, dass die Gewichtsreduktion vergleichbar ist, unabhängig von einer größeren Fett- oder Kohlenhydratreduktion bei der Ernährungsumstellung. Das heißt aber nicht, dass bei einzelnen Patienten eine betontere Reduktion der Kohlenhydrate, insbesondere abends, nicht doch vorteilhaft sein kann.

Merke: Bei der Ernährungsumstellung steht die Reduktion der Energiedichte immer an erster Stelle. Eine zusätzliche Berücksichtigung des Kohlenhydratanteils kann manchmal hilfreich sein.

Ein großes Problem stellen vor allem die **zuckerhaltigen Getränke** dar. Sämtliche Limonaden, aber auch Fruchtsäfte, Nektare, usw., enthalten Zucker in einer Menge,

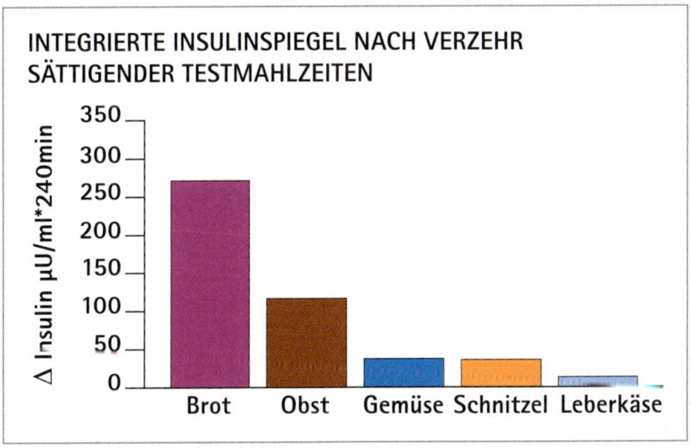

Abb. 18: Vergleich der insulinstimulierenden Wirkung von Brot, Obst, Gemüse, eiweißreichem (Schnitzel) und fettreichem Fleisch (Leberkäse).

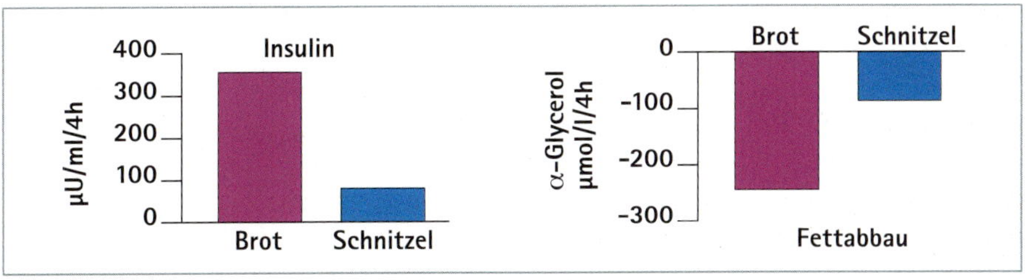

Abb. 19: Beziehung zwischen Insulinstimulation einerseits und Hemmung des Fettabbaus andererseits nach dem Verzehr von Brot oder Schnitzel.

die schnell die Insulinsekretion stimuliert. Auch kalorienreduzierte Erfrischungsgetränke (z. B. Mineralwasser mit Apfelgeschmack) enthalten Zucker in einer Menge, die ca. 25 % der Insulinstimulation von Fruchtsäften bewirkt. Gemüsesäfte werden häufig falsch eingeschätzt. Karottensaft hat einen natürlichen Zuckergehalt von rund 6 %, Tomatensaft ca. 3 %. Fruchtsäfte liegen bei einem Zuckergehalt von rund 10 %. Dementsprechend ist die insulinstimulierende Wirkung von Karottensaft vergleichbar mit der von Fruchtsäften, bei Tomatensaft ist sie etwas geringer.

Es macht bereits einen Unterschied, ob Zucker in einem festen Lebensmittel enthalten ist oder in flüssigem Zustand aufgenommen wird. Wie Abb. 20 verdeutlicht,

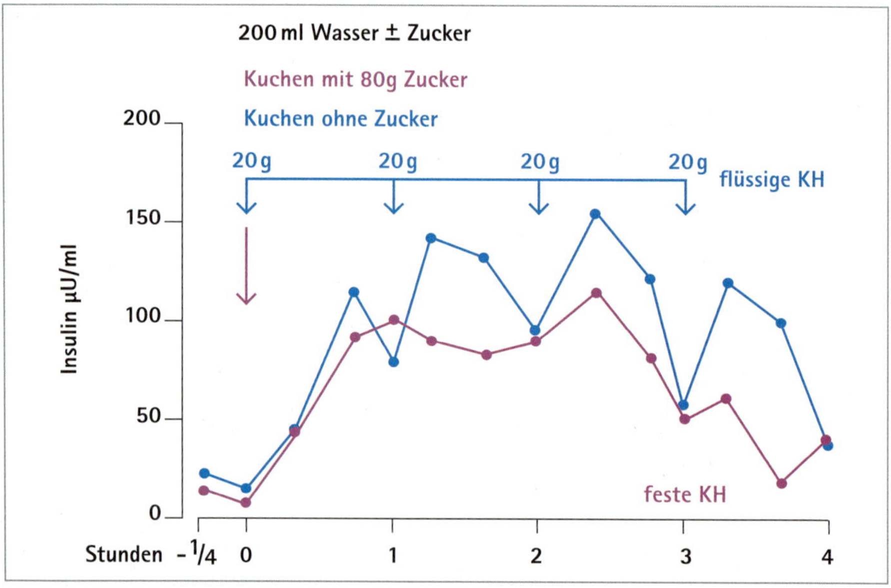

Abb. 20: Bedeutung von Zucker in flüssiger Form auf die Stimulation der Insulinsekretion. Der Verzehr von Kuchen mit 80 g Zucker, führt innerhalb der ersten Stunde zu einem Plateau der Insulinspiegel, das über die folgenden 3 Stunden anhält und dann wieder absinkt. Werden nur 20 g Zucker in Wasser gelöst zum Zeitpunkt Null getrunken und der Kuchen ohne den Zucker verzehrt, ist die Insulinstimulation bereits vergleichbar hoch. Der nachfolgende Verzehr von jeweils 20 g Zucker in 200 ml Wasser gelöst, hält die Insulinspiegel deutlich höher. Dies zeigt, dass die Insulinfreisetzung nicht nur von der Gesamtmenge des konsumierten Zuckers abhängt, sondern ganz entscheidend beeinflusst wird von der Geschwindigkeit, mit der der Zucker aus dem Darm in die Blutbahn übertreten kann, was bei Flüssigkeiten überproportional schneller möglich ist.

verursacht der Verzehr von 80 g Zucker, in einem Kuchen eingebacken, einen bestimmten Anstieg der Insulinsekretion. Wird der Kuchen ohne diesen Zucker gebacken und zusammen mit nur 20 g Zucker in flüssiger Form verzehrt, ist der Insulinanstieg bereits vergleichbar hoch. Werden die restlichen 60 g des Zuckers in drei weiteren Portionen á 20 g in stündlichem Abstand getrunken, bleibt der Insulinspiegel ständig viel höher. Das bedeutet, dass selbst mit kleineren Zuckermengen in flüssiger Form der Insulinspiegel kontinuierlich hochgehalten werden kann. Auf diese Art wird der Abbau von Fettgewebe über lange Zeiträume blockiert.

Die Wirkung von 0,5 l Orangensaft auf die Stimulation der Insulinfreisetzung und die Hemmung des Fettabbaus, verdeutlicht die Abb. 20a. Unmittelbar nach Verzehr des Getränkes erfolgt ein rascher und steiler Anstieg des Insulinspiegels im Blut, der zu einer raschen Hemmung des Fettabbaus auf ungefähr 1/3 des Ausgangswertes über 2 1/2 Stunden führt. Wenn, wie in Abb. 20 gezeigt, der Verzehr kohlenhydrathaltiger Getränke im 1-Stunden-Abstand erfolgt, kann man davon ausgehen, dass während der gesamten Zeit eine maximale Blockade des Fettabbaus vorliegt.

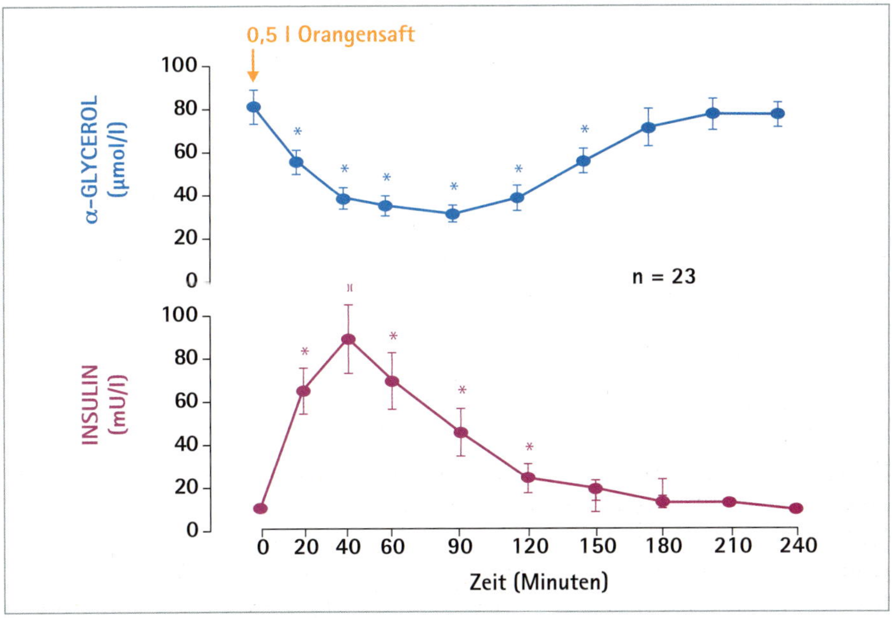

Abb. 20a: Einfluss von 0,5 l Orangensaft, der insgesamt 45 g Zucker enthält, auf die Steigerung der Insulinfreisetzung sowie die Hemmung des Fettabbaus, gemessen an den Blutkonzentrationen von α-Glycerol. Insgesamt wurden 23 Adipöse (BMI 37 kg/m^2) untersucht.

Merke: Sämtliche Säfte, Saftschorlen, Limonaden usw. stellen bei der Gewichtsreduktion ein besonderes Problem dar und sollten ersetzt werden durch Getränke, die keine Kalorien enthalten (z. B. Wasser, Tee, Kaffee, Cola light oder zero, Fanta zero, Sprite zero, etc.)

Der **glykämische Index** wird errechnet aus dem Anstieg des Blutzuckerspiegels nach Verzehr des zu testenden Nahrungsmittels im Verhältnis zu dem Blutzuckeranstieg, den man nach Verzehr eines Standardlebensmittels messen kann. Die Verzehrsmenge im Standard- wie im Testlebensmittel wird auf einen identischen Kohlenhydratgehalt abgestimmt. Als Standardlebensmittel wird in der Regel Weißbrot genommen und der Anstieg des Blutzuckerspiegels wird in den meisten Untersuchungen über 2–3 Stunden gemessen. Der glykämische Index erlaubt also einen Vergleich kohlenhydrathaltiger Lebensmittel hinsichtlich ihrer Wirkung auf den Anstieg des Blutzuckerspiegels. Die ursprüngliche Idee für die Entwicklung dieses Konzeptes im Jahr 1973 war es, Patienten mit Typ 1-Diabetes den Austausch kohlenhydrathaltiger Lebensmittel zu erleichtern. Insulin ist das einzige Hormon in unserem Körper, das für den Abtransport des Blutzuckers in die einzelnen Gewebe verantwortlich ist. Es wird nach dem Verzehr von Kohlenhydraten in Abhängigkeit von der Geschwindigkeit und dem Ausmaß des Blutzuckeranstiegs aus der Bauchspeicheldrüse in die Blutbahn freigesetzt (Insulinsekretion). Dadurch wird ein übermäßiger Anstieg des Blutzuckerspiegels verhindert. Patienten mit Typ 1-Diabetes haben keine eigene Insulinsekretion mehr. Deshalb muss das Insulin gespritzt werden. Das bedingt, dass der Typ 1-Diabetiker vor Verzehr der Kohlenhydrate entscheiden muss, wie viel Insulin er spritzt, um einen übermäßigen Blutzuckeranstieg zu verhindern. Verzehrt er kohlenhydrathaltige Lebensmittel, die zu einem vergleichbaren Anstieg des Blutzuckers führen, hat er es leichter, da die zu spritzende Insulinmenge nicht verändert werden muss. Einige Beispiele für den glykämischen Index zeigt Tab. 6.

GLYKÄMISCHER INDEX AUSGEWÄHLTER LEBENSMITTEL

Lebensmittel	Index
Weißbrot	100
Karotten	100
Cornflakes	94
Banane	90
Eiscreme	80
Kartoffeln	80
Kiwi	80
Orangensaft	75
Langkorn-Reis	70
Spaghetti	70
Vollmilchschokolade	70
Vollkornbrot	60
Apfel	55
Orange	55

(K. Foster-Powell, J. Brand Miller: International tables of glycemic index. Am. J. Clin. Nutr. 62: 8715-8935, 1995)

Tab. 6

In den komplexen Mahlzeiten, in denen außer Kohlenhydraten noch die beiden anderen Makronährstoffe Fett oder Eiweiß enthalten sind, verliert der glykämische Index zunehmend an Bedeutung. Wird der Kohlenhydratanteil einer Mahlzeit durch ein eiweißreiches Lebensmittel

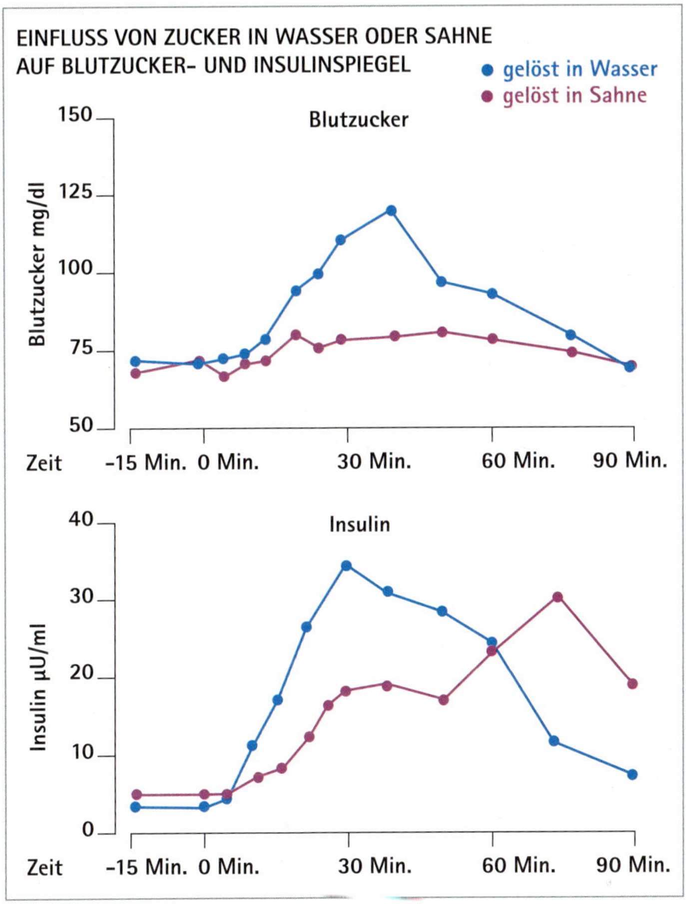

Abb. 21: Wird Zucker in Wasser gelöst und getrunken, steigt der Blutzucker um rund 40 mg/dl an. Wird der Zucker in Sahne gelöst und getrunken, ist kein nennenswerter Anstieg des Blutzuckers zu beobachten. Der Anstieg des Insulins ist andererseits mit etwas Verspätung bei beiden Verzehrsvarianten gleich hoch. Dieses Beispiel demonstriert, dass der glykämische Index bei gemischten Mahlzeiten sehr leicht durch den Fettanteil zu verändern ist.

(150 g Schnitzel) ergänzt, verläuft der Anstieg des Blutzuckers nicht parallel zum glykämischen Index der kohlenhydrathaltigen Lebensmittel (Abb. 17). Betrachtet man das für den Auf- bzw. Abbau von Fettgewebe wichtige Hormon Insulin, sieht man, dass dessen Spiegel auch wesentlich vom glykämischen Index abweicht.

Noch besser sieht man die Bedeutungslosigkeit des glykämischen Index bei der Kombination von Kohlenhydraten mit fetthaltigen Lebensmitteln. Das einfachste Beispiel ist der Verzehr von Zucker, entweder gelöst in Wasser oder in flüssiger Schlagsahne. Der Anstieg des Blutzuckers, den man nach der wässrigen Zuckerlösung messen kann, ist praktisch nicht mehr vorhanden, wenn dieselbe Zuckermenge zusammen mit der fettreichen Sahne getrunken wird (Abb. 21).

Das liegt daran, dass Fett die Magenentleerung stark verzögert und somit der Einstrom des Zuckers vom Darm in die Blutbahn nahezu identisch wird mit dem Abstrom des Blutzuckers aus dem Blut in die verschiedenen Organe. Die Insulinspiegel im Blut steigen langsamer an, erreichen aber ein vergleichbares Maximum. Der Kaloriengehalt der fettreichen Zuckerlösung ist natürlich entsprechend viel größer.

Bewegung und Essen

Die Bewegung ist bei der Gewichtsreduktion immer der Juniorpartner gegenüber der Ernährungsumstellung. Im Übergewichtsbereich kann man mit Bewegung noch am ehesten zur Gewichtsreduktion beitragen, da diese Patienten noch besser in der Lage sind, mit größerer Intensität und auch über längere Zeit körperlich aktiv zu sein. Im Adipositasbereich (BMI >30 kg/m^2) muss Bewegung dosiert, auch in Abhängigkeit von den vorhandenen Zusatzerkrankungen, durchgeführt werden. Insbesondere darf die Belastung der Gelenke nicht zu gering eingeschätzt werden. Immerhin liegt bei BMI 30 ein Übergewicht von rund 15 kg vor. Auch Normalgewichtige würden sich bei sportlichen Aktivitäten mit diesem Zusatzgewicht schwer tun.

Es gibt prinzipiell drei Gründe, weswegen wir uns bewegen müssen. Der erste ist, Suche nach Nahrung, der zweite ist Flucht, um nicht selbst zur Nahrung zu werden. Der dritte ist Fortpflanzung, Arterhaltung. Liegt keiner dieser drei Gründe vor, wird der Ruhezustand aufgesucht. Zwanghaft ausgedachte „Designerbewegung“ ist erst heutzutage notwendig geworden, da im Arbeitsalltag der Energieverbrauch deutlich zurückgegangen ist, andererseits aber die meisten Menschen ihre Essgewohnheiten beibehalten wollen. Die Tab. 7 zeigt was getan werden muss, um die Energieaufnahme durch körperliche Aktivität auszugleichen. Bei Betrachtung dieser Tabelle wird schnell deutlich, dass über Bewegung eine negative Energiebilanz nur schwierig zu erzielen ist. Vorteilhaft sind Spazieren gehen bis Walking. Ein Hometrainer sollte nur angeschafft werden, wenn man bereit ist, ihn vor den Fernseher zu stellen. Ansonsten wird er nach kurzer Zeit nicht mehr benutzt.

Essen und Bewegung – Radfahren mit 15 km pro Stunde

Lebensmittel	Minuten
25 g Brot + 50 g Schinken	15
Semmel (60 g) + 10 g Butter	34
Semmel (60 g) + 150 g Bratwurst	83
Big Mac (200 g)	60
Schokolade (100 g)	72
Erdnüsse (100 g)	80
Cola, Saft, Bier (1,0 l)	60

Tab. 7

Zu beachten ist der zeitliche Abstand zwischen Bewegung und Essen. Die generelle Empfehlung lautet am besten 2 h vor der geplanten Bewegung nichts mehr zu essen. Falls gerade am späten Nachmittag vor der geplanten sportlichen Aktivität ein deutliches Hungergefühl vorhanden ist, sollte bevorzugt etwas Eiweißreiches verzehrt werden wie Joghurt, Quark, Schinken oder ein hart gekochtes Hühnerei. Vor allem sollten keine kohlenhydrathaltigen Lebensmittel verzehrt werden, die zur Insulinstimulation führen und dadurch den aktivitätsinduzierten Fettabbau blockieren (Abb. 22). Dies betrifft vor allem Obst aber auch Säfte und Saftschorlen, die in der allgemeinen Einschätzung als besonders „gesund" gelten.

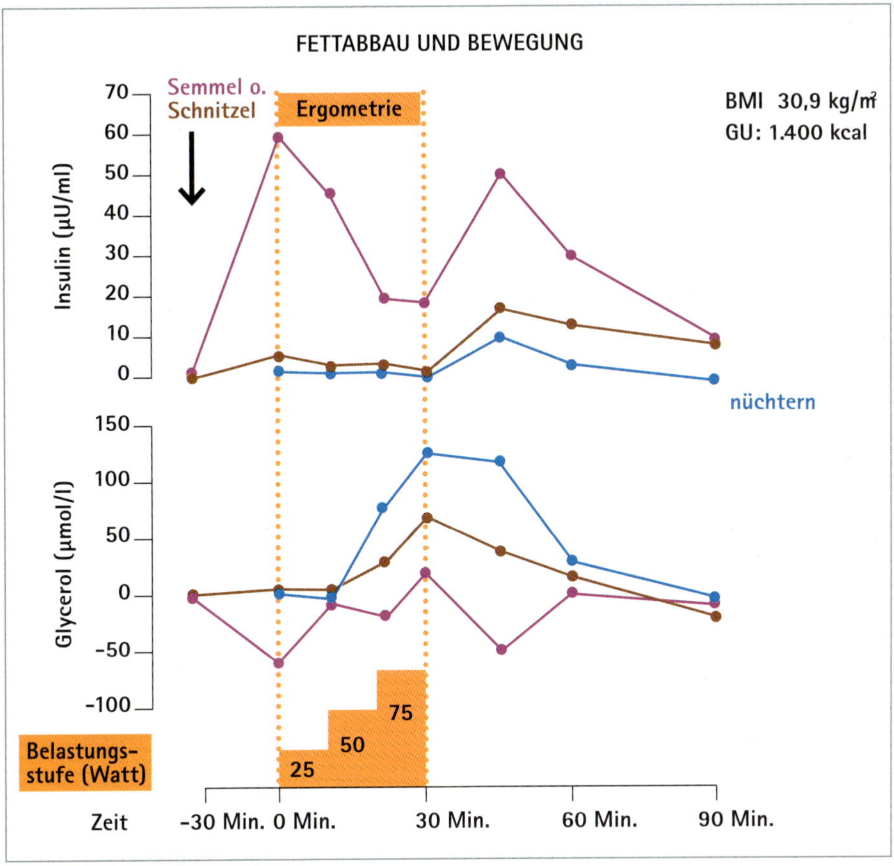

Abb. 22: Die Aktivierung des Fettabbaus durch körperliche Bewegung wird durch das Essen deutlich beeinflusst. In der blauen Linie ist die Aktivierung des Fettabbaus (Glycerolanstieg) unter gesteigerter körperlicher Bewegung zwischen 25 und 75 Watt bei einer jungen Frau mit geringem Grundumsatz und beginnender Adipositas dargestellt. Durch Verzehr einer Semmel mit Butter und Marmelade steigt der Insulinspiegel im Blut stark an (rote Linie) und der Fettabbau wird gehemmt. Wird dann die gleiche körperliche Belastung ausgeführt wie im Nüchternzustand, kann man sehen, dass nur mit Mühe der Fettabbau wieder in den Ausgangsbereich ansteigt, aber nicht darüber hinauskommt. Dieser leichte Anstieg des Fettabbaus während der Bewegung ist möglich, weil die Insulinspiegel während der Bewegung stark absinken. Dafür verantwortlich sind Stresshormone wie Adrenalin und Noradrenalin. Mit Beendigung der Bewegung hört die Freisetzung dieser Stresshormone auf, das Insulin wird nicht mehr gehemmt und es steigt innerhalb einer Viertelstunde auch wieder deutlich an. Parallel zu diesem Insulinanstieg fällt der Fettabbau erneut ab. Wird anstelle der Kohlenhydrate eine eiweißreiche Mahlzeit in Form eines Schnitzels gegessen (braune Linie), kommt es nur zu einem minimalen Insulinanstieg, so dass unter der Belastung eine wesentlich bessere Aktivierung des Fettabbaus zu beobachten ist und auch nach Ende der Belastung der Fettabbau noch längere Zeit erhöht bleibt.

Individuelle Ernährungsumstellung anstelle von Diätprogrammen

Für die langfristige Verbesserung des Therapieerfolgs muss eine individuelle Ernährungsumstellung auf der Basis der Energiedichte der Lebensmittel durchgeführt werden. Es gibt keine zeitliche Begrenzung für die Therapiedauer. Einige brauchen nur zwei bis drei Beratungstermine, andere Patienten hingegen brauchen lebenslang eine Begleitung, da sonst der Rückfall in alte Essgewohnheiten schnell wieder eintritt.

Es gibt ebenfalls keine Empfehlung für die tägliche Kalorienmenge. Eine Reglementierung der täglichen Kalorienaufnahme ist aus folgenden Gründen wenig sinnvoll. Erstens sind die spontanen Schwankungen der täglichen Energieaufnahme sehr groß, so dass es unwahrscheinlich ist, dass die Vorgaben ohne größeren rechnerischen Aufwand eingehalten werden können. Eine konstante Kalorienaufnahme, wie sie in vielen Diätprogrammen empfohlen wird, ist deshalb unrealisitisch. Zweitens erfolgt die Berechnung der Kalorienvorgaben auf der Basis des täglichen Ruheenergieverbrauchs. Die gängigen Formeln führen oft zu einer erheblichen Überschätzung des tatsächlichen Grundumsatzes. Drittens führt der selektive Makronährstoffverzehr zu keiner automatischen Reduktion der Energieaufnahme. Ebenso bewirken Ballaststoffe auch keine automatische Reduktion der Energieaufnahme, sondern sind im Gegenteil mit einer höheren Energieaufnahme assoziiert.

Daraus folgt: die Reduktion der Energieaufnahme muss bewusst durchgeführt werden.

Die Eckpfeiler für eine Umstellung der Essgewohnheiten sind:

- **Ernährungsprotokolle über 2–3 Wochen**
- **Austausch von Lebensmitteln mit hoher Energiedichte zugunsten solcher mit niedrigerer Energiedichte**
- **Keine Begrenzung der täglichen Nahrungsmenge**
- **Keine Vorgaben für die tägliche Kalorienaufnahme**
- **Reduktion von Zwischenmahlzeiten**
- **Reduktion kalorienhaltiger Getränke**
- **Fortführung der Protokolle**

Die Bedeutung des Ernährungsprotokolls

Grundlage für individuelle Ernährungsumstellung und erfolgreiches Abnehmen

Das Ernährungsprotokoll hat im Wesentlichen zwei Aufgaben:

- Die Ermittlung **der bisherigen Essgewohnheiten**, vor allem hinsichtlich Nahrungsmenge und Art der verzehrten Lebensmittel. Die Kalorienaufnahme könnte man aus der Nahrungsmenge und der jeweiligen Energiedichte der einzelnen Lebensmittel berechnen. Dies ist aber aufwendig und auch nicht unbedingt erforderlich. Es reicht den verzehrten Lebensmitteln die entsprechende Energiedichte zuzuordnen (niedrig, mittel oder hoch).

- Die Verdeutlichung und **Kontrolle der Ernährungsumstellung** über den Zeitverlauf.

1. Die Ermittlung der bisherigen Essgewohnheiten hinsichtlich Nahrungsmenge, Art und Energiedichte der einzelnen Lebensmittel

Auf der Basis der bisherigen Essgewohnheiten ist eine individuelle Ernährungsumstellung möglich, da man sich an den bevorzugt konsumierten Speisen orientieren kann. Ein zu starkes Abweichen von den bisherigen Essgewohnheiten führt unweigerlich zu einem Essverhalten, das als Diät und damit als langfristig nicht akzeptabel angesehen wird. Je weniger das bisherige Essverhalten verändert werden muss, um erfolgreich Gewicht zu reduzieren, desto leichter ist auch ein Langzeiterfolg hinsichtlich des Aufrechterhaltens des einmal verlorenen Körpergewichts gewährleistet.

Diese Punkte sind extrem wichtig, da bei der überwiegenden Zahl der Betroffenen das veränderte neue Essverhalten über mehrere Jahrzehnte als wesentlicher Bestandteil des täglichen Lebens bestehen bleiben muss und damit großen Einfluss auf die Lebensqualität ausübt. Dementsprechend muss auch eine dauerhaft durchzuhaltende Veränderung des Essverhaltens stattfinden. Die **Abweichungen** von den bisherigen individuellen Gewohnheiten sollen nur **so wenig wie möglich**, aber **so viel wie notwendig ausmachen.**

Merke: Es ist erforderlich, aus einem bisherigen „alten Essenstrott" einen „neuen Essenstrott" zu machen. Er muss die Gewichtsreduktion, aber vor allem die Aufrechterhaltung des einmal reduzierten Körpergewichts erlauben, ausreichende Sättigung gewährleisten und die individuellen Geschmacksgewohnheiten einbeziehen.

2. Kontrolle der individuellen Ernährungsumstellung

Essgewohnheiten, die man sich über Jahre bis Jahrzehnte angewöhnt hat, legt man nicht innerhalb weniger Wochen ab. Es dauert bei jedem Menschen unterschiedlich lange, bis der „neue Essenstrott" zur Routine wird. Es müssen neue Gewohnheiten etabliert werden, die automatisch ohne größeres Nachdenken ablaufen. Bis zu diesem Zeitpunkt der Ernährungsumstellung, gibt das Ernährungsprotokoll Hilfestellung und auch Sicherheit **zur Kontrolle** der richtigen Lebensmittelauswahl. Solange das Gewicht rückläufig oder zumindest stabil ist, stimmt die Zusammenstellung, andernfalls kann man konkret überprüfen, welche Lebensmittel für den ungenügenden Erfolg verantwortlich sein könnten, um diese dann gezielt auszuwechseln. Das Protokoll ermöglicht auch, herauszufinden, in welcher Häufigkeit und Menge höherenergetische Lebensmittel verzehrt werden können ohne die Gewichtsreduktion bzw. -erhaltung zu gefährden. Das bewusste Herangehen an dieses Problem vermeidet dann auch das Essen mit „schlechtem Gewissen".

Austausch auf Basis der Energiedichte

Die Energiedichte als Basis für die Verringerung der Kalorienaufnahme hat sich in der Praxis sehr bewährt. Die Energiedichte gibt am besten das Verhältnis zwischen dem sättigenden Effekt eines Lebensmittels und der damit gleichzeitig verbundenen Kalorienaufnahme wider.

Merke: Je niedriger die Energiedichte eines Lebensmittels ist, desto niedriger ist die Kalorienaufnahme bei gleichem Sättigungseffekt.

Als Obergrenze niedrigenergetischer Lebensmittel, die bevorzugt zum Erreichen der Sättigung verzehrt werden sollten, sind 1,5 kcal/g festgelegt. Das ergibt sich aus dem Durchschnittswert des Grundumsatzes, der bei 1.700 kcal pro Tag liegt. Die durchschnittliche Essensmenge beträgt rund 1.100 g, woraus sich eine Energiedichte von 1,5 kcal/g ergibt. Die Erfahrung zeigt, dass die meisten Patienten, wenn sie im Tagesdurchschnitt unter dieser Grenze bleiben, Gewicht reduzieren können. In Einzelfällen, insbesondere bei Frauen nach der Menopause mit sehr niedrigem Grundumsatz muss nachkorrigiert werden.

Alle Lebensmittel mit einer Energiedichte von 1,5 kcal/g oder weniger sind niedrigenergetisch und grün gekennzeichnet. Durch diese Lebensmittel muss in erster Linie Sättigung erzielt werden.
Die gelb gekennzeichneten Lebensmittel mit einer Energiedichte zwischen 1,5 und 2,5 kcal/g können, wenn die Verzehrsmenge nicht allzu groß ist, auch noch satt machen, ohne dass Probleme mit der Kalorienreduktion auftreten.
Die rot gekennzeichneten Lebensmittel mit einer Energiedichte von 2,5 kcal/g oder mehr sind hochenergetisch und zum Sattessen in der Regel nicht geeignet, können aber in begrenzter Menge selbstverständlich auch verzehrt werden. Das schließt aber nicht aus, dass gelegentlich auch mal eine sättigende Portion dieser hoch energetischen Lebensmittel verzehrt werden kann, was dann aber bei den nachfolgenden Mahlzeiten wieder ausgeglichen werden muss.

Wie finde ich im Supermarkt die Lebensmittel mit niedriger Energiedichte?

Die Energiedichte auf den Lebensmittelpackungen wird als Brennwert angegeben, und zwar in kcal/100 g. Beispiele sind in Abb. 23 dargestellt. Manchmal steht anstelle von Brennwert auch nur Energie (Abb. 23d) oder Energiegehalt. Damit ist aber immer dasselbe gemeint.

Alle Lebensmittel, die einen Brennwert von 150 kcal/100 g oder weniger haben, entsprechen den in diesem Buch aufgeführten grünen niedrigenergetischen Lebensmitteln.

Sehr häufig findet man Angaben zum Energiegehalt und zu den Nährstoffen, bezogen auf Portionsgrößen (Abb. 24). Das erweckt den Anschein, dass beim Verzehr dieser Lebensmittel nur eine kleine Kalorienmenge aufgenommen wird, auch bei hochenergetischen Lebensmitteln. Doch im Alltag isst niemand nur 25 g Kartoffelchips, bei einer Tüte die 180 g enthält. Meistens wird die gesamte Menge verzehrt, wodurch die Energieaufnahme massiv ansteigt. Der angeblich niedrige Kaloriengehalt wird besonderes hervorgehoben (Abb. 24b). Bei genauerer Betrachtung stellt man aber erst fest, dass die korrespondierende Verzehrsmenge extrem klein ist und die Energiedichte entsprechend hoch.

Etwas Verwirrung bei der Beurteilung von Brennwertangaben entsteht bei Trockensubstanzen wie Soßen, Suppen, Milchkaffee. Bei diesen Produkten ist der Brennwert oft für die trockene Substanz angegeben, was aber nicht der Realität für die Verzehrsmenge entspricht. Durch den Zusatz von Wasser bzw. Milch entsteht eine geringe Energiedichte. Diese ist in der Regel auch auf der Packung zusätzlich angegeben.

Nährwertinformation	pro 100 g
Brennwert	316 kJ / 75 kcal
Eiweiß	4,9 g
Kohlenhydrate	7,6 g
davon Zucker	2,3 g
Fett	2,8 g
davon gesättigte Fettsäuren	0,8 g
Ballaststoffe	1,5 g

Abb. 23a:

Durchschnittliche Nährwerte pro 100 g	
Brennwert	820 kJ / 195 kcal
Eiweiß	4,5 g
Kohlenhydrate	26,8 g
Fett	7,8 g

Abb. 23b:

Durchschnittliche Nährwerte pro 100 g	
Brennwert	2438 kJ / 585 kcal
Eiweiß	16,9 g
Kohlenhydrate	45,7 g
davon Zucker	1,3 g
Fett	37,2 g
davon gesättigte Fettsäuren	21,5 g
Ballaststoffe	2,3 g

Abb. 23c:

Kriterium	pro 100 g
Energie	935 kJ / 223 kcal
Eiweiß	9,2 g
Kohlenhydrate	22,0 g
davon Zucker	1,5 g
Fett	10,6 g
davon gesättigte Fettsäuren	4,7 g
Ballaststoffe	1,6 g

Abb. 23d:

Abb. 23: Angaben zum Brennwert, welcher identisch mit der Energiedichte der Lebensmittel ist. Dargestellt sind Beispiele von Lebensmitteln mit niedriger (150 kcal pro 100 g oder weniger, 23a), mittlerer (151 – 249 kcal pro 100 g, 23b) und hoher Energiedichte (250 kcal pro 100 g oder mehr, 23c). Manchmal steht anstelle von Brennwert auch ein anderer Begriff wie Energie (Abb. 23d).

Eine Portion (25 g) enthält

Kalorien	Zucker	Fett	gesättigte Fettsäuren	Natrium
114 kcal	0,3 g	5,3 g	2 g	0,4 g
6 %	<1 %	8 %	10 %	17 %

Abb. 24a:

Pro Riegel 65 kcal

Nährwertinformation	100 g	1 Riegel (20 g)
Brennwert	1368 kJ 327 kcal	274 kJ 65 kcal
Eiweiß	6,3 g	1,3 g
Kohlenhydrate	67,1 g	13,4 g
davon Zucker	1,4 g	0,3 g

Abb. 24b:

Abb. 24: Beispiele für Energie- und Nährstoffangaben auf der Basis von Portionsgrößen auf verschiedenen Lebensmittelpackungen.

Wie wird die Energiedichte einer gemischten Mahlzeit berechnet?

Am Anfang steht die Information aus dem Ernährungsprotokoll:

150 g Vollkornbrot
30 g Butter
130 g Thunfisch in Öl
50 g Schinken
30 g Gewürzgurke

Dann muss mit Hilfe der Energiedichte (ED), die in den Tabellen aufgeführt ist, die Kalorienmenge der einzelnen Lebensmittel berechnet werden.

			ED		
	150 g Vollkornbrot	x	2,0	=	300 kcal
	30 g Butter	x	8,0	=	240 kcal
	130 g Thunfisch in Öl	x	1,9	=	247 kcal
	50 g Schinken	x	1,3	=	65 kcal
	30 g Gewürzgurke	x	0,2	=	6 kcal
Gesamt	390 g				858 kcal

Die Verzehrsmenge sowie die Kalorien müssen dann addiert werden. Daraus ergibt sich die Gesamtverzehrsmenge dieser Mahlzeit von 390 g mit einem Kaloriengehalt von 858 kcal.

Die Energiedichte der gemischten Mahlzeit ergibt sich aus 858 kcal geteilt durch 390 g = 2,2 kcal pro Gramm.

Zwischenmahlzeiten

Zwischenmahlzeiten stellen ein Problem dar. Sie tragen wesentlich zur Steigerung der Energieaufnahme bei. Wie die Abb. 25a veranschaulicht, wird mit jeder Zwischenmahlzeit sowohl die Essensmenge als auch die Kalorienaufnahme erhöht. Das hängt damit zusammen, dass die Energieaufnahme durch eine Zwischenmahlzeit nicht bei der nächsten Hauptmahlzeit wieder ausgeglichen wird. Die Abb. 25b verdeutlicht dies. Trotz einer Zwischenmahlzeit am Nachmittag, war die Kalorienaufnahme beim Abendessen nicht unterschiedlich im Vergleich zu den Tagen, an denen dieselben Menschen nachmittags keine Zwischenmahlzeit verzehrt haben.

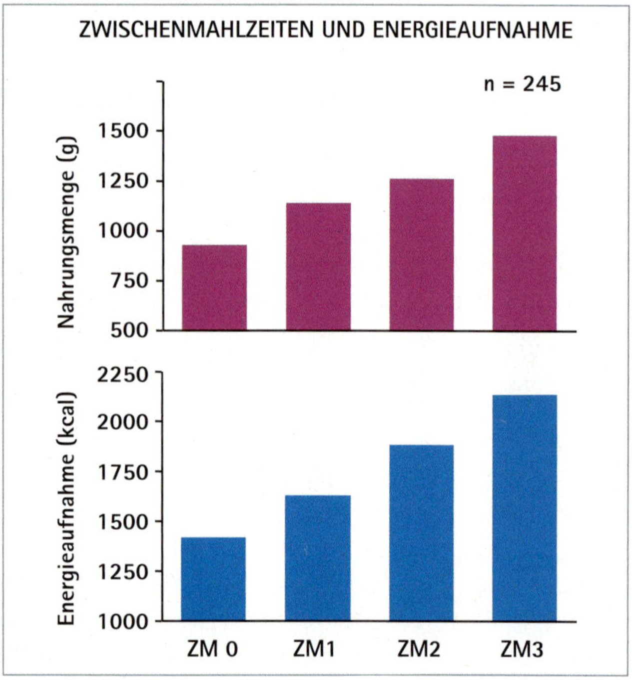

Abb. 25a: Essensmenge und Energieaufnahme an Tagen mit nur 3 Hauptmahlzeiten und keiner Zwischenmahlzeit (ZM0), mit nur 1 Zwischenmahlzeit (ZM1), 2 Zwischenmahlzeiten (ZM2) bzw. 3 Zwischenmahlzeiten (ZM3).

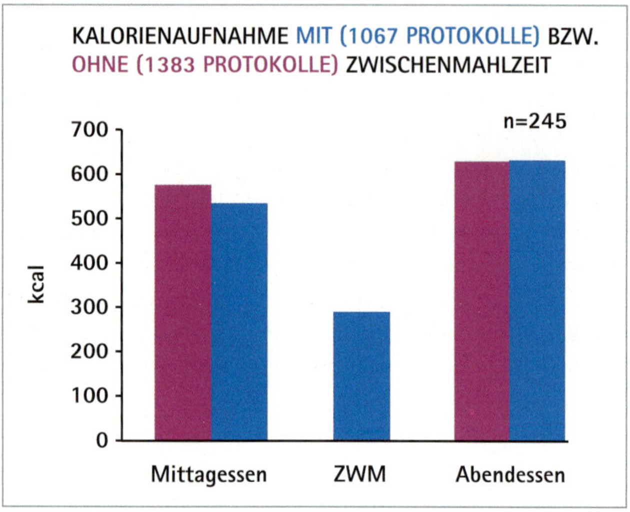

Abb. 25b: Eine Zwischenmahlzeit (ZWM) am Nachmittag hat keinen Einfluss auf die nachfolgende Kalorienaufnahme während des Abendessens. Wird auf die Zwischenmahlzeit am Nachmittag verzichtet, ist die Kalorienaufnahme beim Abendessen vergleichbar groß.

Light-Produkte

Von den Light-Limonaden, die es schon seit Jahrzehnten gibt, ist man gewöhnt, ein sehr kalorienarmes bzw. kalorienloses Produkt zu bekommen. Der Begriff „light" darf verwendet werden, wenn ein Produkt mindestens 30 % weniger Nährstoff- oder Energiegehalt hat. Das bedeutet aber auch, dass das Light-Produkt der einen Firma durchaus mehr Kalorien enthalten kann als das normale Produkt einer anderen Firma. Deshalb ist es erforderlich, bei jedem Light-Produkt genau auf die Angabe des Brennwertes zu schauen, um sich über die Energiedichte im Detail zu vergewissern. Die Bezeichnung „light" führt nicht automatisch zu energieärmerem Essen.

Beispiele aus der Praxis

Die Ernährungsumstellung in der täglichen Praxis sollte man zunächst durch Veränderungen bei Lebensmitteln mit hoher Energiedichte vornehmen und für diese geschmacklich akzeptable Alternativen mit Hilfe der Energiedichtetabelle suchen. Änderungen sollten zunächst dort vorgenommen werden, wo sie am wenigsten „weh" tun.

Tab. 8a zeigt eine Essensmenge von 1.040 g, durch die Patient 1 gut gesättigt war. Die Kalorienaufnahme beträgt 2.269 kcal, was einer Energiedichte von 2,2 kcal/g entspricht. Bei dieser Ernährungsweise würde unter der Annahme eines durchschnittlichen Ruheenergieverbrauchs von 1.700 kcal eine Gewichtsreduktion nicht möglich sein. Die Gesamtkalorienaufnahme müsste um nicht ganz 600 kcal reduziert werden.

Die Veränderungen sind in Tab. 8b dargestellt. Der Nudelauflauf ist kalorienärmer und entspricht trotzdem dem Geschmack dieses Patienten. Beim Abendessen ist ein Belag mit vergleichbarem Geschmack, aber deutlich geringerer Energiedichte gewählt worden. Die Nahrungsmenge bleibt erhalten.

Auf diese Art kann jeder beginnen, seine Ernährungsweise zu verändern. Es ist auch nicht erforderlich, während der ersten 4–6 Wochen sofort den idealen Durchschnittswert zu erreichen, insbesondere dann, wenn eine sehr drastische Veränderung der bisherigen Essgewohnheiten dafür notwendig wäre. Wenn das Körpergewicht sinkt, obwohl die durchschnittliche Energiedichte noch nicht den „Idealwert" erreicht hat, sind weitere Änderungen nicht erforderlich, da das Grundprinzip „so viel wie notwendig" bereits erreicht ist.

MERKE: Es geht nicht um Geschwindigkeitsrekorde beim Abnehmen, sondern darum, dass trotz der Veränderungen eine zufriedenstellende Lebensqualität erhalten bleibt.

PATIENT 1
VOR DER ERNÄHRUNGSUMSTELLUNG

Zutaten	g	kcal
FRÜHSTÜCK		
Müsli		
Schoko-Müsli	50	200
entrahmte Kuhmilch	150	45
MITTAGESSEN		
Nudelauflauf (mit Sahnesoße)	450	1.166
ABENDESSEN		
Vollkornbrot	150	300
Margarine	30	240
Thunfisch in Öl	130	247
Schinken	50	65
Gewürzgurke	30	6
Gesamt	1.040	2.269

Tab. 8a

PATIENT 1
NACH DER ERNÄHRUNGSUMSTELLUNG

Zutaten	g	kcal
FRÜHSTÜCK		
Müsli		
Schoko-Müsli	50	200
entrahmte Milch	150	45
MITTAGESSEN		
Nudelauflauf	450	705
Rezeptur:		
– Nudeln	150	210
– Paprikaschoten	100	20
– geräucherter Bauchspeck	50	175
– Hühnerei	60	90
– Kuhmilch	50	20
– Parmesan	40	190
ABENDESSEN		
Vollkornbrot	150	300
Forellenfilet	150	180
Schinken	50	65
Gewürzgurke	30	6
Gesamt	1.030	1.496

Tab. 8b

Kein Rekord – aber ein Erfolg

Diese Patientin (Tab. 9a, b) hat unter einer durchschnittlichen Energiedichte von 1,9 kcal/g im Verlauf von 14 Monaten 20 kg abgenommen. Vergleicht man die Ernährungsprotokolle vor und während der Ernährungsumstellung fällt auf, dass immer noch einige Lebensmittel mit hoher Energiedichte enthalten sind. Insgesamt ist die Essensmenge erhalten geblieben aber die Gesamtkalorienaufnahme reduziert worden. Die für diesen Zeitraum relativ hohe Gewichtsabnahme legt nahe, dass bei dieser Patientin ein über dem Durchschnitt liegender Grundumsatz vorhanden ist. Das hat sich bei der Messung auch bestätigt (1.980 kcal/Tag).

Dieses Beispiel zeigt auch, dass rot gekennzeichnete Lebensmittel nicht verboten sind und bei geschickter Kombination auch weiterhin verzehrt werden können.

PATIENTIN 2
VOR DER ERNÄHRUNGSUMSTELLUNG

Menge	Zutaten	g	kcal
	FRÜHSTÜCK		
3 Scheiben	Kartoffelbrot	100	220
	Butter	60	480
3 EL	Marmelade	60	162
1	Schokoriegel	30	162
	MITTAGESSEN		
1 Paar	Bratwürste	120	372
1 Stück	Käsekuchen	150	420
	ABENDESSEN		
3 Scheiben	Nussbrot	200	480
	Romadur, 50 % F.i.Tr.	150	405
Gesamt		870	2.701

Tab. 9a

PATIENTIN 2
NACH DER ERNÄHRUNGSUMSTELLUNG

Menge	Zutaten	g	kcal
	FRÜHSTÜCK		
3 Scheiben	Vollkornbrot	100	200
	Halbfettbutter	5	19
1 EL	Marmelade	20	54
1	Apfel	150	75
	MITTAGESSEN		
3	Regensburger	150	405
	Zwiebeln	30	6
1	Essiggurken	30	6
1 EL	Öl	8	72
1	Brötchen	60	162
	ABENDESSEN		
	Kartoffelsalat	200	200
1	paniertes Schnitzel	150	480
Gesamt		903	1.679

Tab. 9b

Kompromisse – individuell entscheiden

Der in Tab. 10a–c dargestellte Verlauf bei Patient 3 zeigt einmal die geringe Kalorienaufnahme durch deutliche Reduktion der Energiedichte (Tab. 10b). Da dieser Patient aber auch gerne von Zeit zu Zeit Lebensmittel mit höherer Energiedichte essen möchte, hat er als Kompromisslösung an solchen Tagen die Menge des Essens reduziert (Tab. 10c). Damit ist er in der Lage, die Kalorienzufuhr gleichermaßen niedrig zu halten, trotz der höheren durchschnittlichen Energiedichte. Dieser Patient hat 21 kg in 14 Monaten abgenommen.

Diese Kompromisslösung einer vielleicht nicht ganz zufriedenstellenden Sättigung muss jeder für sich individuell entscheiden.

PATIENT 3 VOR DER ERNÄHRUNGSUMSTELLUNG

Menge	Zutaten	g	kcal
	FRÜHSTÜCK		
1 Scheibe	Graubrot	35	77
	Butter	10	80
1 Scheibe	Emmentaler	25	100
	MITTAGESSEN		
2 Paar	Wiener Würstchen	200	560
	Reis	180	198
	Salat	150	60
	ABENDESSEN		
1 Scheibe	Graubrot	35	77
	Brathering	150	300
	Rettich	100	20
Gesamt		885	1.472

Tab. 10a

PATIENT 3	NACH DER ERNÄHRUNGSUMSTELLUNG		
Menge	Zutaten	g	kcal
	FRÜHSTÜCK		
1 Scheibe	Graubrot	55	121
	Brotauftrich, 24 % Fett	26	60
	MITTAGESSEN		
	Salzkartoffeln	200	140
1	Hähnchenbrustfilet	150	150
	Blaukraut	150	30
	ABENDESSEN		
3 Scheiben	Knäckebrot	30	96
	Frischkäse, 16 % Fett	47	94
	Rettich	100	20
	Hähnchenbrust in Aspik	100	110
Gesamt		858	821

Tab. 10b

PATIENT 3	NACH DER ERNÄHRUNGSUMSTELLUNG		
Menge	Zutaten	g	kcal
	FRÜHSTÜCK		
1 Scheibe	Graubrot	56	124
	Brotaufstrich, 24 % Fett	24	55
	MITTAGESSEN		
	Kartoffelbrei	200	160
1 Paar	Bratwürste	120	370
	ABENDESSEN		
3 Scheiben	Knäckebrot	30	96
	Hüttenkäse	110	88
	Schinkenwurst	80	168
Gesamt		620	1.061

Tab. 10c

Konsequente Verringerung der Energiedichte führt zu Gewichtsverlust

Die Situation bei einem weniger optimalen Verhältnis zwischen Essensmenge einerseits und Ruheenergieverbrauch andererseits illustriert Tab. 11a und b. Diese Patientin braucht eine relativ große Essensmenge, um satt zu werden (1.200 g). Ihr Ruheenergieverbrauch liegt aber nur bei 1.570 kcal/Tag. Außerdem verzehrt sie verschiedene Lebensmittel mit hoher Energiedichte, so dass die Kalorienaufnahme insgesamt 2.664 kcal/Tag beträgt, was einer Energiedichte von 2,2 kcal/g entspricht. Ernährungsprotokolle im Verlauf haben gezeigt, dass die Essensmenge zum Teil sogar noch höher liegt (1.425 g/Tag). Sie hat während der ersten 8 Wochen kein Gewicht verloren und erst nach schrittweiser Reduktion der Energiedichte von durchschnittlich 2,2 auf 1,0 kcal/g (Tab. 11b) ist es zu einem allmählichen Gewichtsverlust gekommen.

PATIENT 4
VOR DER ERNÄHRUNGSUMSTELLUNG

Menge	Zutaten	g	kcal
	FRÜHSTÜCK		
	Brötchen	120	324
	Butter	20	160
	Emmentaler	50	200
	MITTAGESSEN		
	Zanderfilet	100	80
	Spargel	400	80
	Butter	20	160
	Käsekuchen	150	420
	ABENDESSEN		
	Schüttelbrot	200	640
	Emmentaler	150	600
Gesamt		1.210	2.664

Tab. 11a

PATIENT 4
NACH DER ERNÄHRUNGSUMSTELLUNG

Menge	Zutaten	g	kcal
	FRÜHSTÜCK		
	Kaki	300	155
	MITTAGESSEN		
	Hähnchenkeule	150	255
	Reis, gekocht	120	132
	Gemüse	100	20
	ZWISCHENMAHLZEIT		
	Vollkornbrot	100	200
	Ricotta	120	192
	Schokoladenpudding light	150	135
	ABENDESSEN		
	Austernpilze	200	40
	Eier	180	270
	Öl	5	45
Gesamt		1.425	1.439

Tab. 11b

Abnehmen auch im Alter möglich

Tab. 12a und b verdeutlichen das Problem des Abnehmens bei älteren Menschen mit geringem Ruheenergieverbrauch. Diese 75-jährige Patientin mit 22 kg Übergewicht und Diabetes hat einen Grundumsatz von 1.300 kcal/Tag. Das Protokoll ihrer üblichen Essgewohnheiten zeigt, dass die Nahrungsmenge, die sie für die Sättigung benötigt, mit 780 g/Tag deutlich unter dem Durchschnittswert liegt. Die Ernährungsumstellung (Tab. 12b) auf einige Lebensmittel mit geringerer Energiedichte führt, unter Aufrechterhaltung der Essensmenge, zu einer Reduktion der Kalorienaufnahme um 300 kcal/Tag. Die Energiedichte ist nicht in dem Idealbereich, in dem sie eigentlich liegen sollte. In erster Linie ist es darauf zurückzuführen, dass sie ihre Gewohnheit, am Nachmittag ein Stück Kuchen zu essen, nicht aufgeben möchte. Es ist schwer, diese über mehr als 40 Jahre liebgewonnene Gewohnheit aufgeben zu müssen. Dieses Beispiel verdeutlicht ein Problem, das bei vielen Menschen vorhanden ist. Sie hat für sich als Kompromisslösung eine Reduktion der Essensmenge an zahlreichen Tagen durchgeführt und auf diese Art die Kalorienaufnahme ausreichend reduziert, um abnehmen zu können.

PATIENTIN 5
VOR DER ERNÄHRUNGSUMSTELLUNG

Menge	Zutaten	g	kcal
	FRÜHSTÜCK		
	Vollkornbrötchen	60	120
	Sojamargarine	10	80
	Tilsiter	50	175
	MITTAGESSEN		
	Leberkäse	100	300
	Kohlrabigemüse	100	20
	Reis, gekocht	100	110
	ZWISCHENMAHLZEIT		
	Käsekuchen	120	336
	ABENDESSEN		
	Vollkornbrot	90	180
	Heringsfilet in Tomatensoße	150	300
Gesamt		780	1.621

Tab. 12a

PATIENTIN 5
NACH DER ERNÄHRUNGSUMSTELLUNG

Menge	Zutaten	g	kcal
	FRÜHSTÜCK		
	Weizenmischbrot	60	132
	Quark, 20 % F. i. Tr.	40	44
	Marmelade	30	81
	MITTAGESSEN		
	Schweinekotelett, gebraten	120	260
	Gemüse	150	30
	Salzkartoffeln	80	56
	ZWISCHENMAHLZEIT		
	Bienenstich	100	300
	ABENDESSEN		
	Vollkornbrötchen	90	180
	Bismarckhering	120	250
Gesamt		790	1.333

Tab. 12b

Fazit:
Es gibt kein Dogma – individuelle Vorlieben dürfen berücksichtigt werden.

Die aufgeführten Beispiele demonstrieren, dass jeder auf seine individuelle Art die Ernährungsumstellung durchführt. Der „neue Essenstrott" muss eine ausreichende Vielfalt und Abwechslung der verzehrten Lebensmittel gewährleisten. Ausreichende Vielfalt muss aber immer individuell gesehen werden. Es geht nicht darum, dass plötzlich die gesamte Palette an Lebensmitteln, die der Markt anbietet in der neuen Essensweise vorhanden sein muss. Es geht vielmehr darum, dass sich ein bestimmtes Spektrum an Lebensmitteln, das unter der alten Ernährungsweise gerne verzehrt wurde, nach der Ernährungsumstellung noch wiederfindet. Dies kann durchaus nur ein sehr kleiner Ausschnitt dessen sein, was im Markt vorhanden ist und muss auch nicht mit dem übereinstimmen, was als so genannte gesunde Ernährung immer wieder angepriesen und verordnet wird. Tab. 13 verdeutlicht dies am Beispiel einer 36-jährigen Patientin mit extremem Übergewicht (BMI 49 kg/m^2, 115 kg). Die Gewichtsreduktion nach Ernährungsumstellung betrug 40 kg innerhalb eines Zeitraumes von 2½ Jahren und weitere 8 kg in den folgenden 1½ Jahren. In erster Linie hat diese Patientin durch drastische Reduktion der Fettmenge die Kalorienaufnahme verringert. Die Essensmenge ist vergleichbar groß geblieben. Obst-und Gemüseverzehr haben bei ihr keinen großen Stellenwert, was sich auch unter der Therapie nicht geändert hat. Sie „benötigt" ungefähr einmal in 14 Tagen den Besuch einer Fast-Food-Kette und auch eine gewisse Menge an Süßigkeiten mit Schokoladengeschmack für ihre Zufriedenheit.

Tab. 13: Essensmenge und Kalorienaufnahme innerhalb eines Zeitraums von jeweils 14 Tagen vor sowie 2½ Jahre nach erfolgter Ernährungsumstellung bei einer stark adipösen Frau (36 J., 115 kg, BMI 49 kg/m^2).

ERNÄHRUNGSUMSTELLUNG	VOR THERAPIE		NACH 2 JAHREN	
Lebensmittel	g	kcal	g	kcal
Brot weiß/grau	665	1.663	375	825
Semmeln	470	1.230	1.000	2.300
Knäckebrot	60	180		
Butter	450	3.600	20	160
Brotaufstrich 24% Fett			150	350
Marmelade	50	150	70	77
Honig	40	120	30	90
Leberwurst 21% Fett	240	720	90	243
Wurst Pute/Schinken	150	500	160	200
Quark	1.000	1.100	600	600
Eier	480	720	120	180

	VOR THERAPIE		NACH 2 JAHREN	
Lebensmittel	g	kcal	g	kcal
Leberkäse	300	900		
Würstchen leicht	400	1.200	300	450
Hack	300	600		
Hähnchen	500	750		
Schweinefleisch	250	350	1.000	1.400
Putenfleisch			800	800
Fisch	300	450	300	450
Fischstäbchen	200	400		
Big Mac	200	500	200	500
Fisch Mac	200	400		
Pizza	400	1000	400	1000
Pommes frites Backofen	400	840	100	160
Nudeln	1.000	1.400	600	840
Nudelsoße	300	570		
Reis	800	880	800	880
Kartoffeln	500	400	300	210
Semmelknödel			700	1.120
Kroketten			200	380
Milchreis	400	440		
Pfannkuchen	500	1.100	500	1.100
Kartoffelsalat du darfst	300	630	430	600
Gemüse	500	100	300	60
Obst			950	475
Apfelmus			150	150
Joghurt	450	270		
Kuchen	800	2.400	300	840
Schokolade	250	1.350	100	540
Schokoriegel	200	850		
Müsliriegel Schoko Free			550	1.800
Snickers			60	350
Mohrenkopf			40	160
Gummibärchen	100	340		
Chips	100	530		
Erdnüsse	50	300		
Eisbecher Diäteis	150	300	200	200
Joghurette			50	250
Pudding			750	975
GESAMT (14 Tage)	13.155	29.233	12.695	20.715
pro Tag	940	2.088	907	1.480
ED	2,22 kcal/g		1,63 kcal/g	

Die hier dargestellten Patientenbeispiele sind in Tab. 14 noch einmal zusammengefasst dargestellt. Die Nahrungsmenge, die für die Sättigung wichtig ist, blieb auch nach Ernährungsumstellung erhalten. Die Kalorienaufnahme wurde deutlich reduziert, was gleichbedeutend mit einer Senkung der Energiedichte ist. Die Makronährstoffe Kohlenhydrat (KH), Eiweiß und Fett wurden individuell sehr unterschiedlich verändert. Das unterstreicht, dass die relative Verschiebung der einzelnen Makronährstoffe von untergeordneter Bedeutung gegenüber der Reduktion der Energiedichte ist, um erfolgreich abzunehmen.

Tab. 14: Tägliche durchschnittliche Essensmenge, Makronährstoffe und relativer Energieanteil vor und nach der Ernährungsumstellung.

	PAT. 1		PAT. 2		PAT. 3		PAT. 4		PAT. 5		PAT. 6	
	vor	nach	vor	nach	vor	nach	vor	nach	vor	nach	vor	nach
Nahrungsmenge (g)	1040	1030	870	903	885	858	1210	1425	780	790	940	907
Energie (kcal)	2269	1506	2701	1679	1472	821	2664	1439	1621	1333	2088	1480
Energiedichte (kcal/g)	2,2	1,5	3,1	1,9	1,7	1,0	2,2	1,0	2,1	1,7	2,2	1,6
KH g	191	116	243	143	78	83	258	134	115	143	194	196
Energie %	34	33	38	36	22	42	39	36	30	46	38	52
Eiweiß g	112	111	77	68	67	76	131	87	77	71	77	72
Energie %	20	32	12	17	19	39	20	23	20	23	15	19
Fett g	119	55	148	83	94	17	121	70	87	42	111	49
Energie %	47	35	50	47	59	19	41	41	50	31	48	29
Gewichtsverlust	9 kg in 11 Mon.		20 kg in 14 Mon.		21 kg in 14 Mon.		7 kg in 16 Mon.		10 kg in 9 Mon.		48 kg in 4 Jahren	

Therapieergebnisse nach Ernährungsumstellung

Die Auswertung des Gewichtsverlaufs bei etwas mehr als 500 Patienten zeigt während einer durchschnittlichen Therapiedauer von 10 Monaten eine Gewichtsreduktion von 5,5 kg. In der daran anschließenden Phase von insgesamt 29 Monaten, während der die Patienten keine weitere Ernährungsberatung mehr erhalten haben, war eine weitere Reduktion um 3 kg zu beobachten. Bei den 160 Patienten mit Typ 2 Diabetes war die Gewichtsreduktion mit 10 kg noch besser, verbunden mit einer Reduktion des HbA1-Wertes von 7,3 auf 6,7 %. Von ursprünglich 40 Patienten, die mit Insulin behandelt wurden, mussten am Ende nur noch 5 Patienten gelegentlich Insulin spritzen.

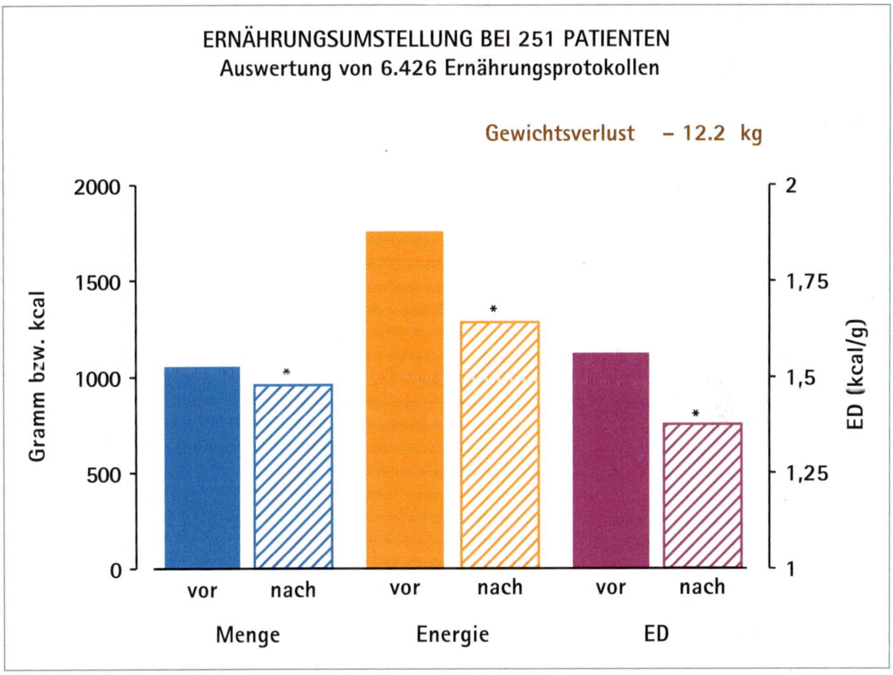

Abb. 26: Veränderung der Essensmenge, Kalorienaufnahme und Energiedichte der verzehrten Lebensmittel während der Ernährungsumstellung bei 251 Patienten mit einer durchschnittlichen Gewichtsreduktion von - 12,2 kg über einen durchschnittlichen Zeitraum von 26 Monaten.
*statistisch signifikanter Unterschied

Die Auswertung von 6.426 Ernährungsprotokollen bei 251 Patienten vor und nach Ernährungsumstellung zeigt, dass die Nahrungsmenge um durchschnittlich 100 g niedriger lag, was in erster Linie durch eine geringere Zahl von Zwischenmahlzeiten bedingt ist. Energieaufnahme und Energiedichte waren deutlich geringer (Abb. 26). Die Makronährstoffaufnahme wurde signifikant bei Kohlenhydraten und Fett reduziert. Die Eiweißmenge war unverändert. Die Ballaststoffzufuhr war gering aber signifikant reduziert (Abb. 27). Die Veränderungen der Lebensmittel mit niedriger, mittlerer und hoher ED zeigt Abb. 28. Die Kalorieneinsparung im roten Bereich ist erheblich bei geringen Veränderungen der Essensmenge. Unterstützt wird dies durch die Reduktion der Lebensmittel mit mittlerer ED. Ein geringer Anstieg der Energieaufnahme durch niedrigenergetische Lebensmittel ist bei dieser Art von Austausch immer gegeben. Die wesentlich an der Reduktion der Energieaufnahme beteiligten Lebensmittelgruppen sind in Tab. 15 zusammengefasst. Die größte Reduktion der Energieaufnahme erfolgt durch Getränke und Brot. Daran schließen sich eine ganze Reihe hochenergetischer Lebensmittelgruppen an. Aber auch niedrigenergetische Lebensmittel, wie Obst und Kohlenhydratbeilagen, sind beteiligt. Die Lebensmittelgruppen, die vermehrt verzehrt wurden, zeigt Tab. 16. Hier handelt es sich durchwegs um niedrigenergetische Lebensmittel.

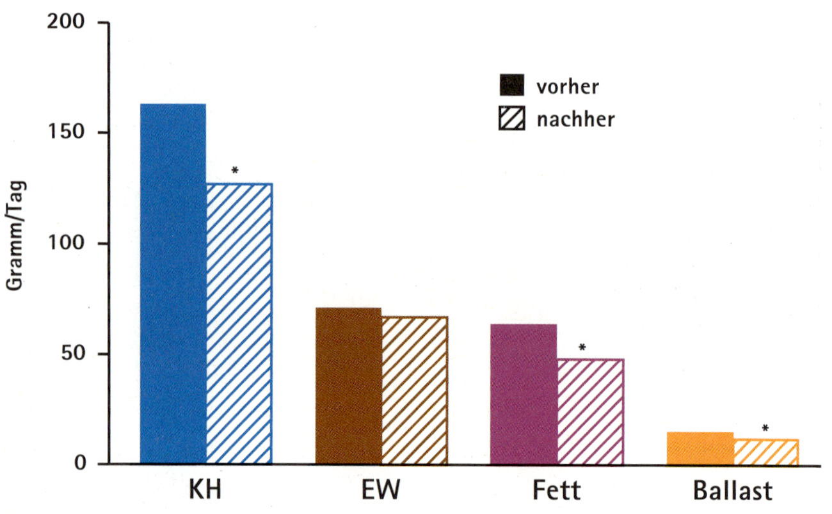

Abb. 27: Veränderung der Makronährstoffaufnahme sowie der Ballaststoffe vor und nach Ernährungsumstellung bei den 251 Patienten. *statistisch signifikanter Unterschied

Insgesamt zeigen diese Ergebnisse, dass eine individuelle Ernährungsumstellung auf Basis der Energiedichte die Bereitschaft zu einer langfristigen Veränderung des Essverhaltens günstig beeinflusst, wodurch sich unseres Erachtens nach, auch der bessere Langzeiteffekt erklären lässt. Durch entsprechenden Austausch können auch gelegentlich verzehrte, höherenergetische Lebensmittel leicht ausgeglichen werden, was die Freiheiten, bei der Lebensmittelauswahl deutlich steigert. **Die Ernährungsberatung muss eine Hilfe zur Selbsthilfe sein.** Auch die Kosten für die täglichen Lebensmittel sind bei dieser Art der Ernährungsumstellung nicht gestiegen. Vor der Ernährungsumstellung wurden 5,32 € ausgegeben, nachher 4,93 €, was bedeutet, dass Gewichtsreduktion nicht automatisch teuer sein muss.

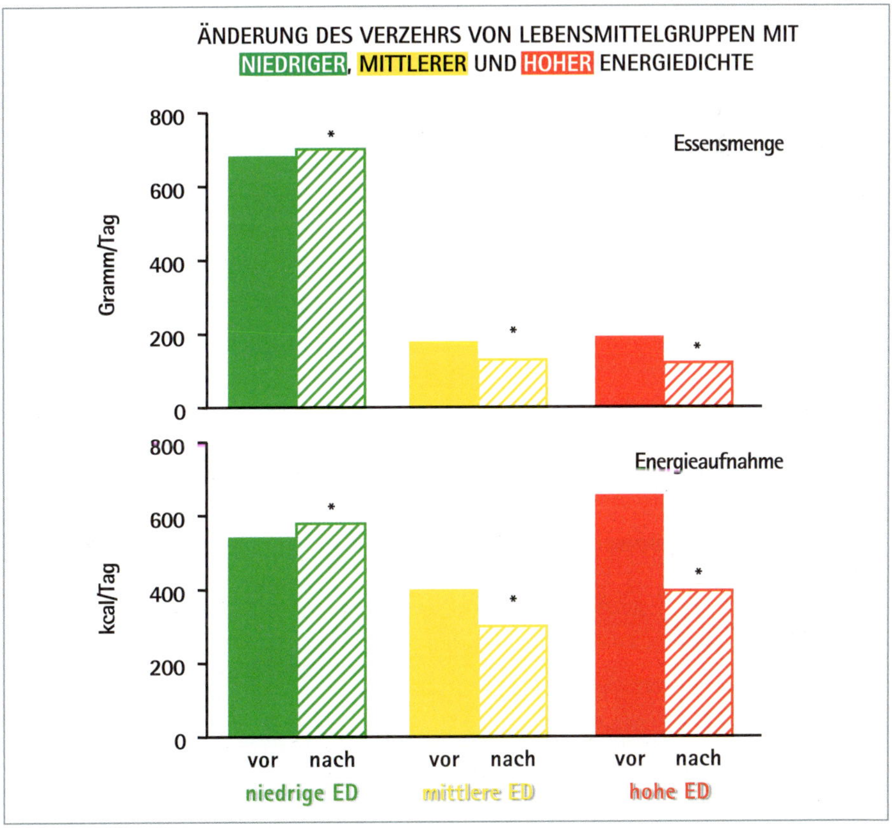

Abb. 28: Veränderungen des Verzehrs der Lebensmittelgruppen mit niedriger, mittlerer und hoher Energiedichte vor und nach Ernährungsumstellung. *statistisch signifikanter Unterschied

Lebensmittelgruppen, die wesentlich zur Reduktion der Energieaufnahme nach Ernährungsumstellung beitragen. Ausgewertet wurden 6.426 Protokolle von 251 Patienten.

Lebensmittel	▲ kcal	▲ Gramm
Getränke	- 92	- 239
Brot	- 82	- 36
Süßigkeiten und Knabbereien	- 54	- 11
Kuchen und Gebäck	- 46	- 14
Käse	- 34	- 9
Streichfett	- 33	- 5
Wurstwaren (Bratwurst, Leberkäse, Wiener Würstchen, etc.)	- 24	- 8
Aufschnitt (Brühwurst, Leberwurst, Teewurst, Salami, etc.)	- 24	- 9
Fastfood (Pizza, Burger, etc.)	- 18	- 7
Obst	- 10	- 19
Öl	- 8	- 1
Marmelade, Honig, etc.	- 7	- 2
Kohlenhydrat-Beilagen	- 7	- 7

Tab. 15

Lebensmittelgruppen, die nach Ernährungsumstellung vermehrt verzehrt werden.

Lebensmittel	▲ Gramm	▲ kcal
Fleischwaren (Schinken, kalter Braten, etc).	+ 10	+ 13
Quark	+ 10	+ 9
Gemüse	+ 7	+ 1
Joghurt	+ 7	+ 7
Eintopf	+ 7	+ 7
Dessert	+ 6	+ 8
Fleisch	+ 5	+ 6
Fisch	+ 4	+ 5
Eier	+ 4	+ 6

Tab. 16

Frühstück

Das Frühstück ist der Beginn der täglichen Kalorienaufnahme. Die Bedeutung des Frühstücks wird sehr kontrovers diskutiert. Es wird immer wieder behauptet, dass das Frühstück eine geradezu unersetzliche Mahlzeit ist, durch die der Tag strukturiert wird und dessen Verzehr eine insgesamt niedrige Energieaufnahme begünstigt. Bereits vor 20 Jahren haben Untersuchungen mit Testpersonen gezeigt, dass der höhere Kalorienverzehr beim Frühstück auch mit einem insgesamt höheren Kalorienverzehr während des ganzen Tages verbunden ist. Auch unter Alltagsbedingungen zeigt sich sowohl bei Normalgewichtigen als auch bei Adipösen, dass eine höhere Kalorienaufnahme beim Frühstück keinen Einfluss auf die Energieaufnahme beim Mittag- und Abendessen hat. Die Frühstückskalorien spiegeln sich allerdings in der Gesamtkalorienaufnahme am Ende des Tages wider (Abb. 29).

Bei der Auswertung der Ernährungsprotokolle hat sich gezeigt, dass bereits beim Frühstück gut 20% der täglichen Kalorien verzehrt werden. Die durchschnittliche Energiedichte liegt bei 2,4 kcal/g. Das heißt, dass beim Frühstück die Energiedichte deutlich über den wünschenswerten 1,5 kcal/g liegt. Die meisten Menschen mit Gewichtsproblemen sollten also bereits beim Frühstück die Energiedichte der Lebensmittel reduzieren.

Beim Frühstück lassen sich anhand der Essgewohnheiten im Wesentlichen 2 Gruppen unterscheiden. Die eine Gruppe verzehrt zum Frühstück Brotwaren, entweder mit süßen (Marmelade, Honig, etc.) oder mit herzhaften Belägen (Wurst, Käse, etc.). Die zweite Gruppe verzehrt zum Frühstück hauptsächlich Müsli in den unterschiedlichsten Variationen.

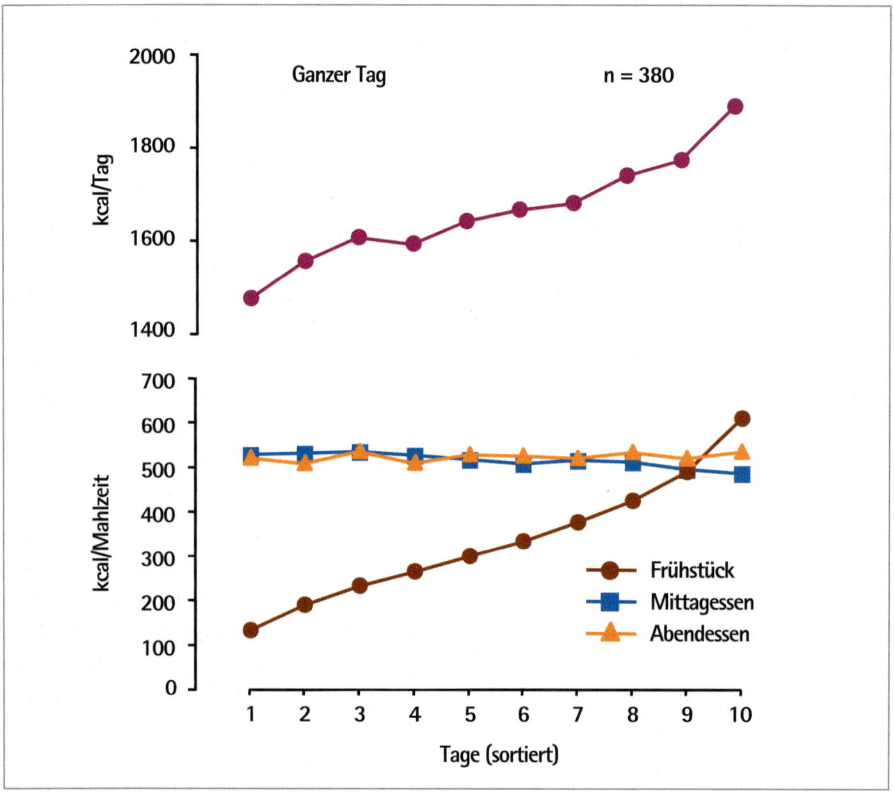

Abb. 29: Beziehung zwischen der täglich verzehrten Energiemenge beim Frühstück und der Kalorienaufnahme bei Mittag- und Abendessen sowie während des ganzen Tages. Die Tage sind intraindividuell auf der Basis der Frühstückskalorien sortiert. 380 Adipöse und Normalgewichtige.

Brotesser

Die Energiedichtetabelle zeigt sehr deutlich, dass es keine Brotsorte mit niedriger Energiedichte gibt. Am günstigsten ist das Verhältnis zwischen Energiegehalt und Menge beim Vollkornbrot. Die Energiedichte beträgt 2,0 kcal/g. Alle anderen Brotsorten liegen höher. Der Verzehr von 100 g Vollkornbrot bedeutet eine Kalorienaufnahme von 200 kcal, während beim Verzehr von 100 g Weißbrot 250 kcal, bei 100 g Semmel 270 kcal zugeführt werden. Ein täglicher Energieüberschuss von 70 kcal entspricht einer jährlichen Gewichtszunahme von ca. 3 kg, was eine durchaus realistische Zunahme des Körpergewichts bei sehr vielen Menschen mit Gewichtsproblemen darstellt. Dieses Beispiel zeigt, dass lediglich durch die Auswahl der Brotsorte ohne Veränderungen der Essensmenge bzw. der Beläge, das Körpergewicht reduziert werden kann.

Neben der Energiedichte ist die Portionsgröße, in der die einzelnen Brotsorten verzehrt werden, ein entscheidender Faktor. Die Portionsgröße beim Brot wird bestimmt durch den Durchmesser und die Schnittstärke, bei Semmeln durch die verzehrfertige Einheit. Bereits durch unterschiedliche Formen können selbst bei den energieärmeren Misch- und Vollkornbroten Differenzen in der Kalorienaufnahme von 50 kcal pro Brotscheibe auftreten (Abb. 30a–30c). Ein ähnlicher Unterschied kann durch Veränderungen der Schnittstärke erzielt werden. Bei Verzehr von 2–3 Brotscheiben – eine beim Frühstück durchaus übliche Menge – kann die Differenz in der Kalorienaufnahme 100–150 kcal betragen.

Neuerdings wird eine Art Vollkornbrot beworben, mit der Angabe „wenig Kohlenhydrate und viel Eiweiß" zu enthalten. Bei Betrachtung der Nährwertangaben (Pro Body) ist die Reduktion der Kohlenhydrate um rund 90 % sowie die Erhöhung des Eiweißanteils um rund 300 % auch leicht nachvollziehbar. Was nicht erwähnt ist, aber unbedingt berücksichtigt werden muss, ist die Tatsache, dass der Fettgehalt um rund 1.700 % höher ist, was durch den hohen Anteil fetthaltiger Samen und Kerne auch nicht überrascht. Daraus resultiert eine Energiedichte von 2,9 kcal/g, also noch deutlich mehr als die Weißmehlsemmel.

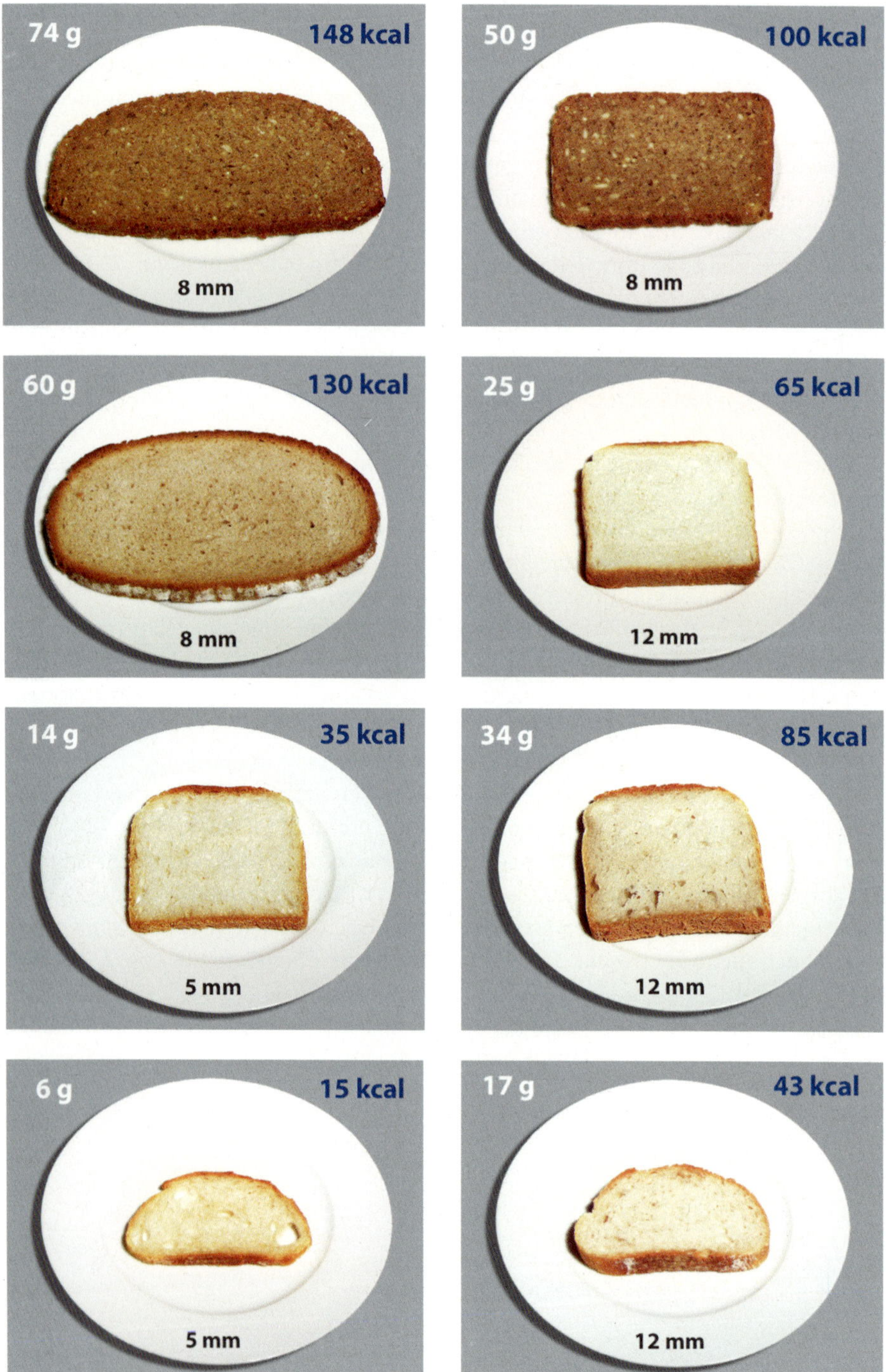
74 g
148 kcal
8 mm
50 g
100 kcal
8 mm
60 g
130 kcal
8 mm
25 g
65 kcal
12 mm
14 g
35 kcal
5 mm
34 g
85 kcal
12 mm
6 g
15 kcal
5 mm
17 g
43 kcal
12 mm

Abb. 30a

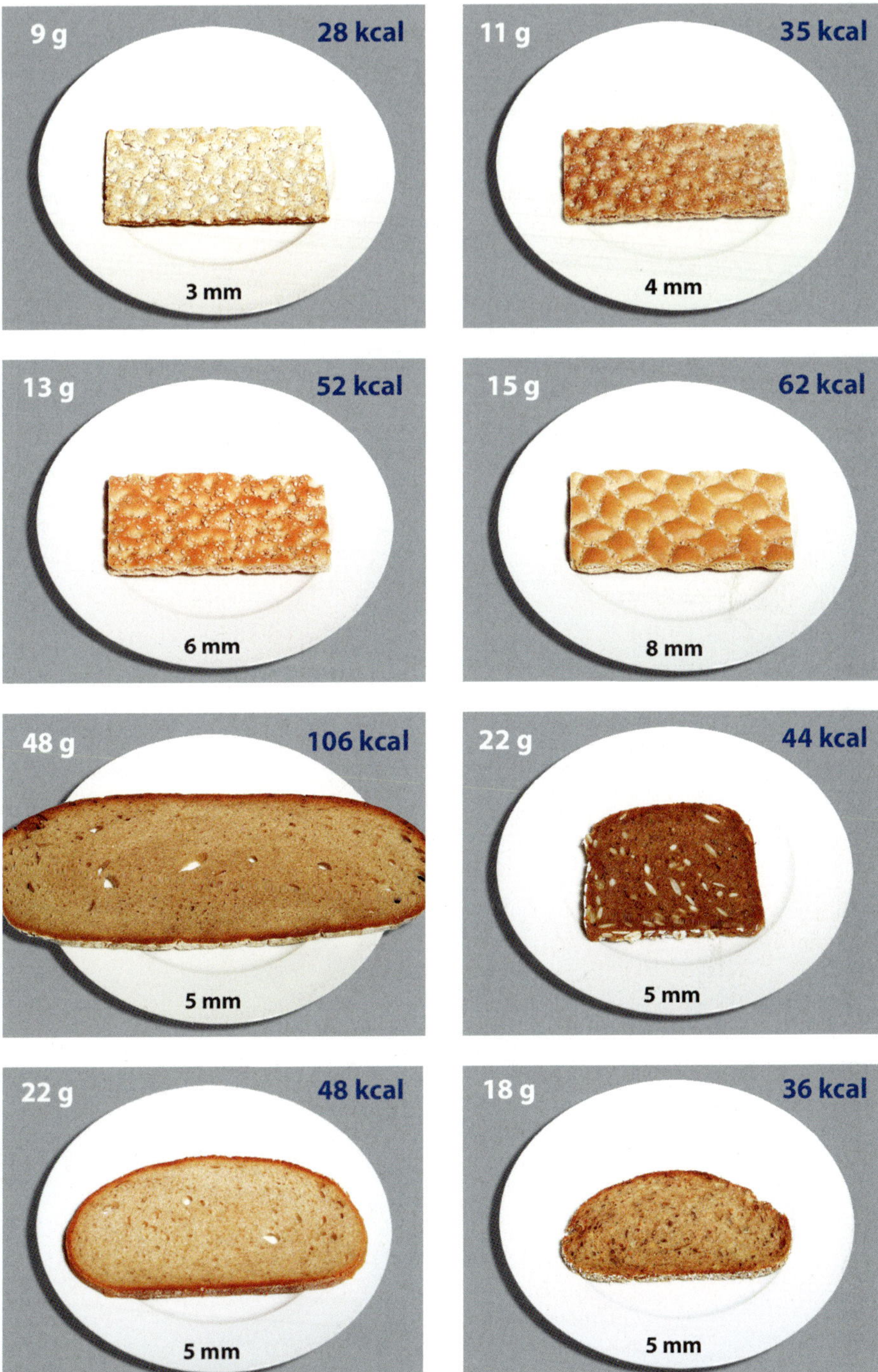
9 g
28 kcal
3 mm
11 g
35 kcal
4 mm
13 g
52 kcal
6 mm
15 g
62 kcal
8 mm
48 g
106 kcal
5 mm
22 g
44 kcal
5 mm
22 g
48 kcal
5 mm
18 g
36 kcal
5 mm

Abb. 30b

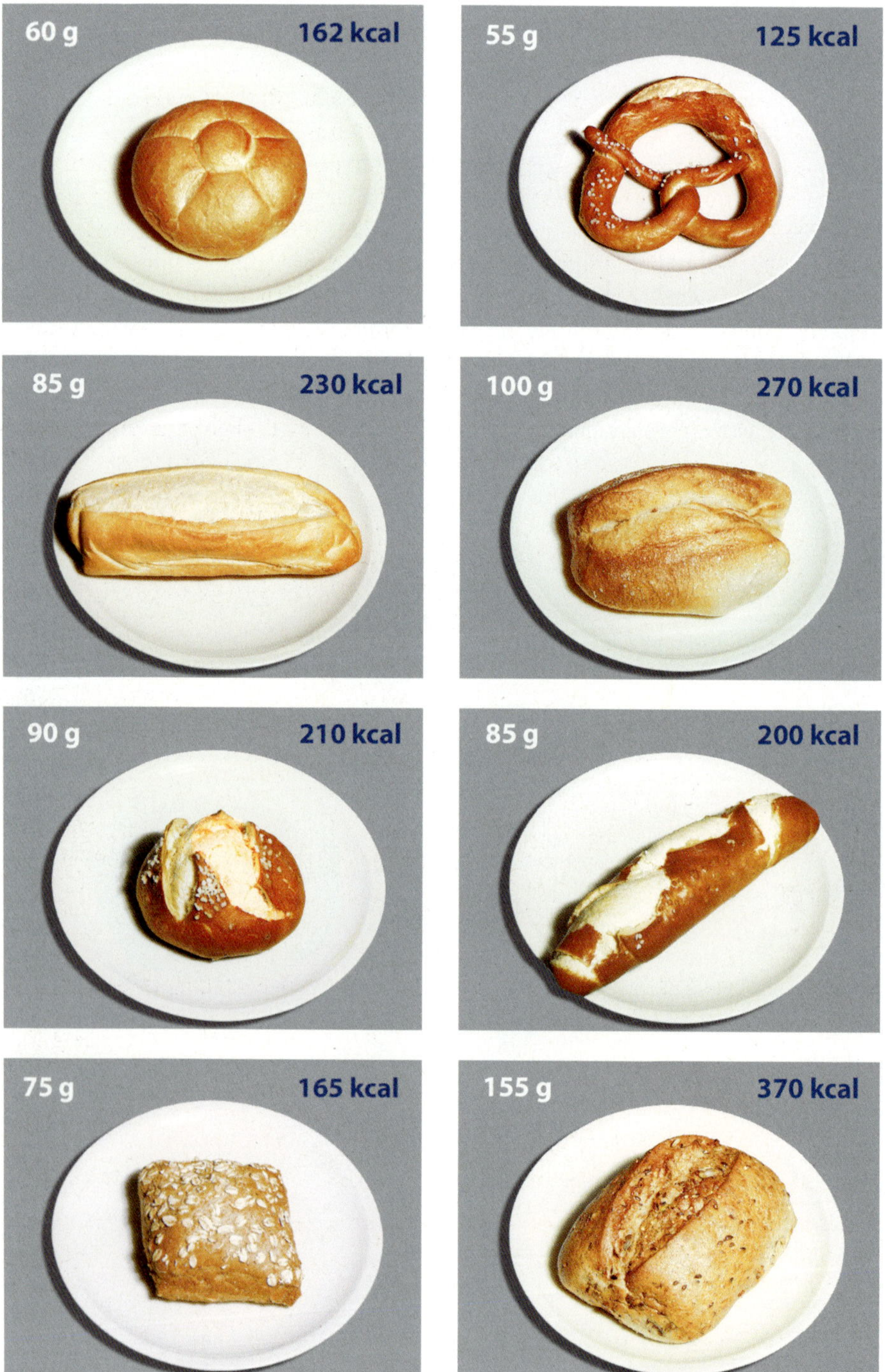
60 g
162 kcal
55 g
125 kcal
85 g
230 kcal
100 g
270 kcal
90 g
210 kcal
85 g
200 kcal
75 g
165 kcal
155 g
370 kcal

Abb. 30c

Verhältnis von Brot zu Belag

Streichfett

Für viele Menschen ist das Streichfett ein wesentlicher Bestandteil des Belages. In Anbetracht der hohen Energiedichte des Streichfettes auf Butter- oder Margarinebasis, kann die ohnehin schon hohe Energiedichte des Brotes nur noch ungünstiger werden. Auch die Verwendung von Halbfettbutter bzw. Halbfettmargarine führt lediglich dazu, dass die Erhöhung der Energiedichte etwas weniger ungünstig ausfällt (Tab. 17). Wie Abb. 31 illustriert, können selbst sehr kleine Verzehrsmengen von Streichfett zu einem hohen Gewichtszuwachs führen. Auch die sehr beliebte und schnell einmal zwischendurch verzehrte Butterbrezel erfährt durch den Butterbelag eine deutliche Steigerung der Energiedichte (Abb. 32), so dass die Energieaufnahme bei Verzehr einer Brezel von 150 kcal um mehr als das Doppelte auf 310 kcal ansteigt. Die einzige Möglichkeit, die Energiedichte des Brotes nach unten auszugleichen, ist die Verwendung von Magerquark (0,7 kcal/g) als Streichfett (Tab. 18).

ENERGIEDICHTE VERSCHIEDENER STREICHFETTE

	kcal/g
Frischkäse, 0,2 % Fett	0,6
Magerquark	0,7
Brunch Légère	1,8
Landrahm	2,6
Halbfettmargarine	3,7
Joghurtbutter	6,0

Tab. 17

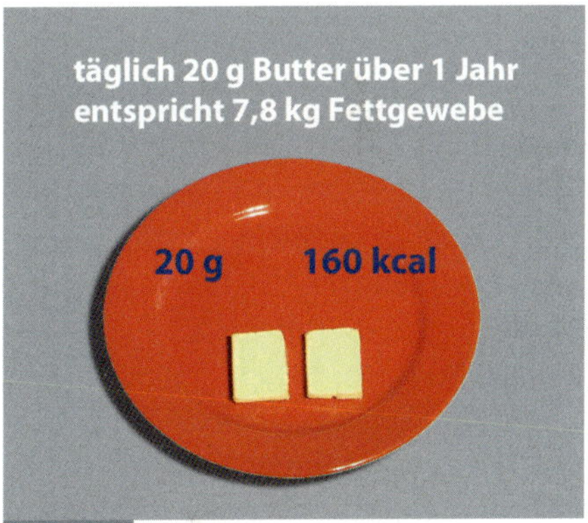
täglich 20 g Butter über 1 Jahr
entspricht 7,8 kg Fettgewebe
20 g
160 kcal

Abb. 31

BEDEUTUNG DES STREICHFETTES FÜR DIE VERÄNDERUNG DER KALORIENAUFNAHME

	g	kcal	kcal/g
Graubrot (1 Scheibe)	25	55	2,2
Weißbrot (1 Scheibe)	25	63	2,5
Butter	10	80	8,0
Quark, 0,2 % Fett	10	7	0,7
Graubrot + 10 g Butter	35	135	3,9
Weißbrot + 10 g Butter	35	143	4,1
Graubrot + 10 g Quark	35	62	1,8
Weißbrot + 10 g Quark	35	70	2,0

Tab. 18

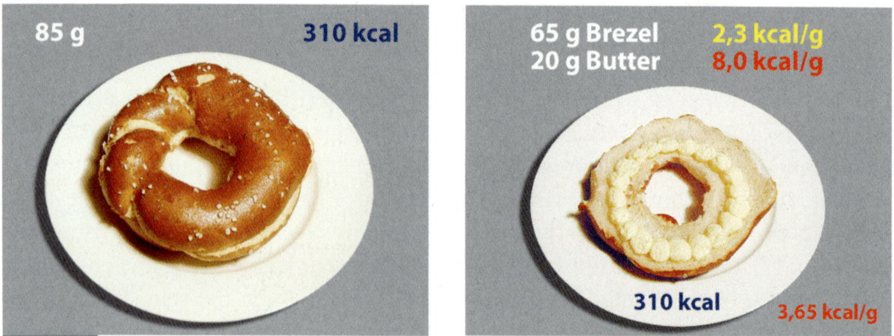

Abb. 32

Unabhängig von der Brotsorte, führt Butter immer zu einer weiteren Zunahme der Energiedichte, während Quark bei beiden Brotsorten die Energiedichte des bestrichenen Brotes absenkt.

Süßer Belag

Für viele Menschen ist das Streichfett ein wesentlicher Bestandteil des Belages. Bei Broten mit süßem Belag steigern Marmelade (2,7 kcal/g), Honig (3,3 kcal/g) und Nuß-Nougatcreme (5,2 kcal/g) die verzehrte Gesamtenergie (Abb. 33).

Aufgrund der hohen Energiedichte aller drei süßen Beläge kann die durchschnittliche Energiedichte des Frühstücks in keinem Fall abgesenkt werden. Die ohnehin durch Brot und Streichfett hohe Kalorienaufnahme wird in Abhängigkeit von der Menge des süßen Belages nur noch weiter gesteigert.

Um die durchschnittliche Energiedichte von 1,5 kcal/g nicht zu überschreiten, muss bei Verwendung von Weißbrot ein Belag aus Magerquark und selbsthergestellter Konfitüre verwendet werden. Wird bei der Herstellung von Konfitüre mit 3:1 Geliermittel gearbeitet, kommt man mit 300 g Zucker für 1.000 g Fruchtmasse aus. Das bedeutet eine Energiedichte der selbst hergestellten Konfitüre von 1,3 kcal/g. 25 g Weißbrot, bestrichen mit 15 g Magerquark und 40 g selbst hergestellter Konfitüre ergeben eine Essensmenge von 80 g mit einer durchschnittlichen Energiedichte von 1,5 kcal/g.

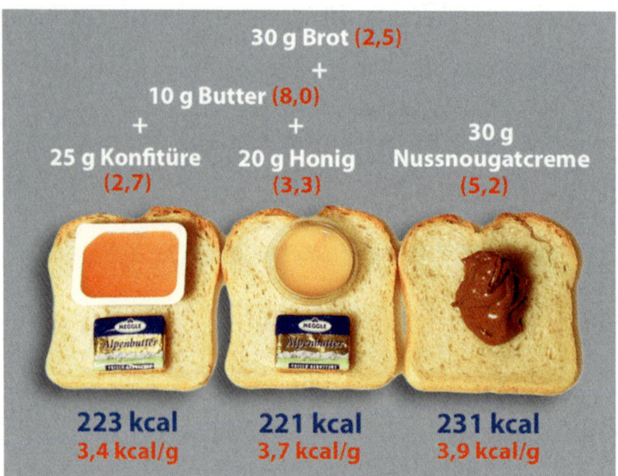

Abb. 33

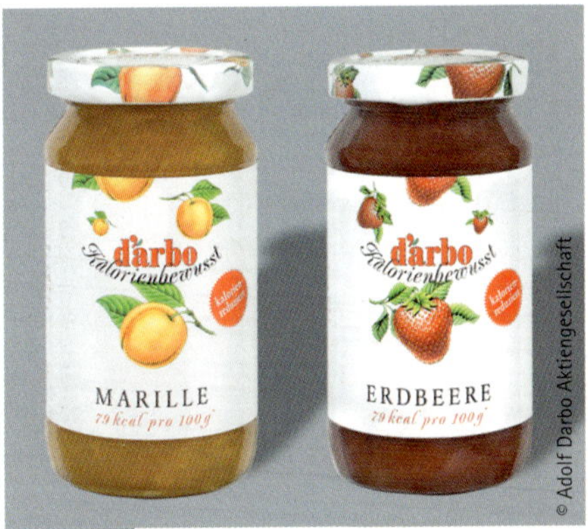
d'arbo
Kalorienbewusst
MARILLE
79 kcal pro 100g
d'arbo
Kalorienbewusst
ERDBEERE
79 kcal pro 100g
© Adolf Darbo Aktiengesellschaft

Abb. 34a

Neuerdings werden auch niedrigenergetische Marmeladen mit einer Energiedichte zwischen 0,7 und 0,8 kcal/g im Supermarkt angeboten (Abb. 34a). Wird neben der energetisch günstigen Marmelade auch noch das Streichfett durch Magerquark ersetzt, ergeben sich sehr kalorienarme Kombinationen. Das bedeutet, dass 25 g Weißbrot, bestrichen mit 15 g Magerquark und 40 g Marmelade, bei einer Essensmenge von 80 g, eine Energiedichte von nur 1,3 kcal/g hat. Wird anstelle von Weißbrot Mischbrot oder Vollkornbrot verwendet, kann die Energiedichte noch weiter abgesenkt werden (1,2 kcal/g bei Vollkornbrot) (Tab. 19 und Abb. 34 b, c). Dies muss jeder nach geschmacklicher Vorliebe entscheiden.

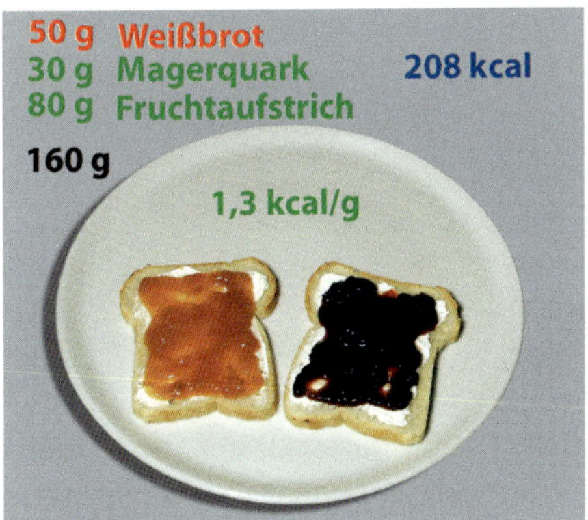
50 g Weißbrot
30 g Magerquark
80 g Fruchtaufstrich
208 kcal
160 g
1,3 kcal/g

Abb. 34b

Brötchen versus Brot

Eine häufige Alternative zum Weißbrot stellt das Brötchen zum Frühstück dar. Von den verzehrten Brotsorten haben die Brötchen den größten Anteil an der täglichen Kalorienaufnahme (Tab. 1).

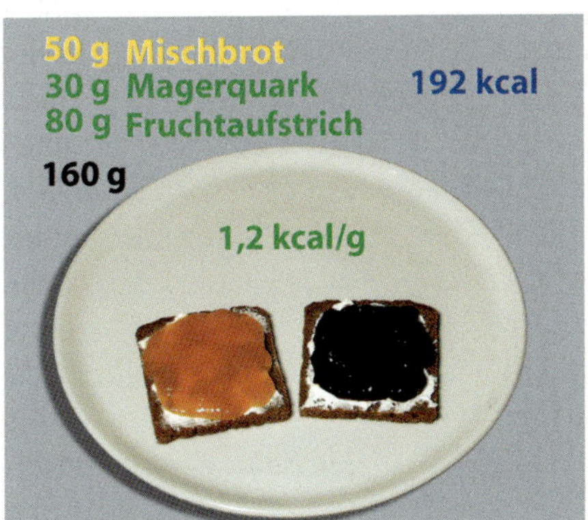
50 g Mischbrot
30 g Magerquark
80 g Fruchtaufstrich
192 kcal
160 g
1,2 kcal/g

Abb. 34c

	g	kcal	kcal/g
Weißbrot	25	63	2,5
Quark, mager	15	11	07
Fruchtaufstrich, Darbo	40	32	0,8
gesamt	80	106	1,3
Vollkornbrot	25	50	2,0
Quark, mager	15	11	07
Fruchtaufstrich, Darbo	40	32	0,8
gesamt	80	93	1,2

Tab. 19

Vom Gewicht entspricht eine Semmel etwa 2 Scheiben Brot. Wie Tab. 20 veranschaulicht, führt der Verzehr von nur einem Brötchen mit süßem Belag bereits zu einer überdurchschnittlich hohen Kalorienaufnahme im Verhältnis zur Essensmenge. Wird anstelle der Butter und der handelsüblichen Marmelade 20g Magerquark mit 40 g niedrigenergetischer Marmelade als Brötchenbelag verzehrt, so ergibt sich bei einer Essensmenge von 120 g immer noch eine durchschnittliche Energiedichte von 1,7 kcal/g. Das ist zwar noch nicht ideal, aber stellt zumindest eine deutliche Verbesserung dar (Tab. 20).

ESSENSMENGE (g), KALORIENAUFNAHME (kcal) UND ENERGIEDICHTE (kcal/g) BEIM VERZEHR VON BRÖTCHEN

	g	kcal	kcal/g
Brötchen	60	162	2,7
Butter	10	80	8,0
Marmelade	40	108	2,7
gesamt	110	350	3,2
Brötchen	60	162	2,7
Quark, mager	20	14	0,7
Fruchtaufstrich, Darbo	40	32	0,8
gesamt	120	208	1,7

Tab. 20

In der Praxis wird ein Brötchen immer vollständig verzehrt, so dass die Gefahr einer überhöhten Kalorienaufnahme besonders groß ist. Beim Verzehr von Brot anstelle der Brötchen ist eine Reduktion der Verzehrsmenge leichter durchführbar, indem nur ein oder zwei Scheiben gegessen werden.

Pikanter Belag

Beim pikanten oder herzhaften Frühstück besteht der Belag aus Wurst, Käse, Kräuterquark oder ähnlichem. Basis des pikanten Frühstücks ist ähnlich wie beim süßen Frühstück das Brot, wobei allerdings Vollkorn- und Mischbrot anstelle des Weißbrotes im Vordergrund stehen.

Auch beim herzhaften Frühstück ist das Mengenverhältnis der einzelnen Komponenten von großer Bedeutung. Da, wie bereits erwähnt, die Energiedichte des Brotes immer über dem Zielwert von 1,5 kcal/g liegt, muss, um diesen Wert zu erreichen, eine größere Menge herzhafter Belag mit möglichst geringer Energiedichte gewählt werden, um den entsprechenden „Verdünnungseffekt“ zu erzielen. Wenn man trotzdem auf einen Belag mit höherer Energiedichte nicht verzichten will (z. B. besonders intensiv schmeckender Käse), sollte der Belag möglichst dünn ausfallen, um die Gesamtenergieaufnahme in Grenzen zu halten. Es muss jedem bewusst sein, dass er mit derartigen Kombinationen einen ungünstigen Sättigungseffekt hat oder aber die bei dieser Art von Frühstück automatisch anfallende höhere Kalorienmenge dann im weiteren Verlauf des Tages wieder ausgleichen muss.
Ist das Mengenverhältnis von Brot zum Belag 1:1, wie in der Abb. 35a dargestellt, liegt die Energiedichte mit 1,7 kcal/g oberhalb des anzustrebenden Durchschnittswertes von 1,5 kcal/g. Bei den Fleisch- und Wurstwaren kann die durchschnittliche

Energiedichte durch Verwendung weitestgehend unverarbeiteter Fleischprodukte, wie Kochschinken, Rohschinken und kaltem Braten, reduziert werden. Deshalb sollte das Verhältnis zwischen Brot und energiearmem (grünem) Belag mit einer Energiedichte von ≤1,5 kcal/g 1:2 betragen (Abb. 35b). Entspricht eine derartig große Menge Schinken oder kalter Braten nicht den Geschmacksgewohnheiten, kann alternativ die Essensmenge durch Gemüse gesteigert werden, das zu einer drastischen Reduktion der Energiedichte führt, auch wenn das Verhältnis von Brot zu Schinken 1:1 beträgt (Abb. 35c). Die bisher zur Verfügung stehenden verarbeiteten Wurstsorten wie z.B. Salami, etc. tragen aufgrund ihrer hohen Energiedichte zwangsläufig zu einer großen Energieaufnahme bei (Abb. 35d), was sich auch am 7. Platz in der Tab. 1 widerspiegelt.

Neue Wurstwaren mit niedriger Energiedichte

Seit kurzem hat ein neues Herstellungsverfahren für Fleisch- und Wurstwaren die Palette der Produkte mit niedriger Energiedichte deutlich erweitert. Der Metzgermeister J. Pointner aus Mindelheim hat zusammen mit dem Fraunhofer-Institut ein Verfahren entwickelt, durch das der Fettgehalt von Wurst- und Fleischwaren massiv reduziert werden kann. Das resultiert in einer geradezu dramatischen Reduk-

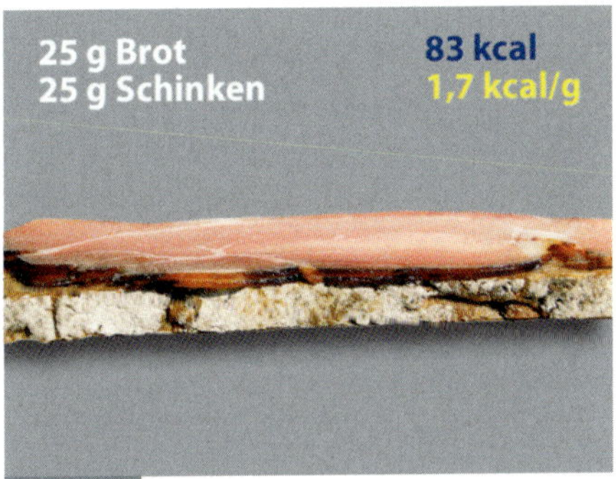
25 g Brot
25 g Schinken
83 kcal
1,7 kcal/g
Abb. 35a

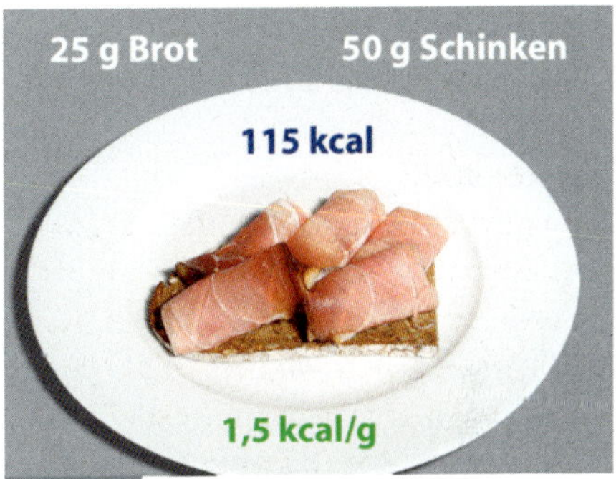
25 g Brot
50 g Schinken
115 kcal
1,5 kcal/g
Abb. 35b

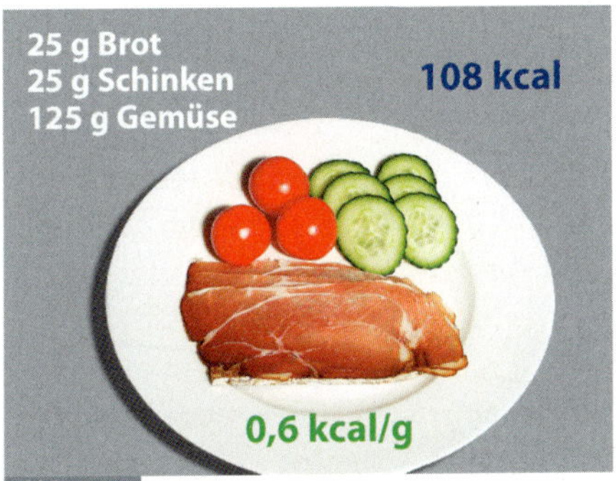
25 g Brot
25 g Schinken
125 g Gemüse
108 kcal
0,6 kcal/g
Abb. 35c

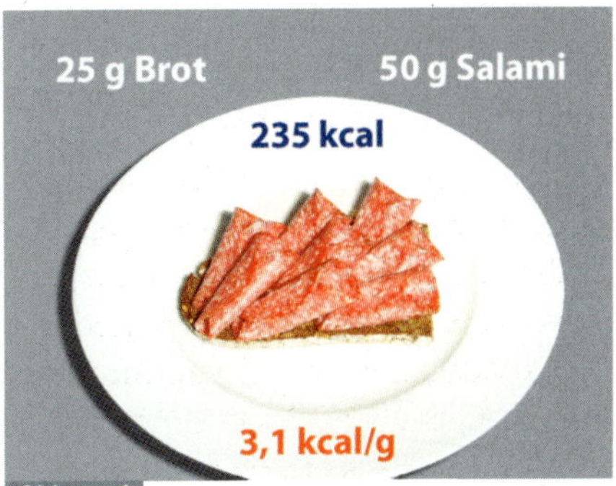
25 g Brot
50 g Salami
235 kcal
3,1 kcal/g
Abb. 35d

tion der Energiedichte. Die Abb.36a–36d zeigen beim Vergleich der herkömmlichen Wurstwaren mit den neuen energiearmen Produkten, dass in Abhängigkeit von der jeweils verwendeten Wurstsorte eine bis zu 50% geringere Kalorienaufnahme bei unveränderter Essensmenge möglich ist. Wenn die Menge des Belages ausreichend groß ist, fällt es erfahrungsgemäß bei pikanten Belägen leichter, das Streichfett wegzulassen. Deshalb sind die aufgeführten Beispiele ohne dessen Verwendung berechnet.
Inzwischen gibt es niedrigenergetische Fleischwaren von zahlreichen Herstellern, die in Tab. 21 aufgeführt sind. Die Tabelle spiegelt den Stand bei Drucklegung wider. Die Produktlinien werden ständig erweitert und neue Produktlinien anderer Hersteller kommen in Zukunft sicher hinzu. Deshalb ist es empfehlenswert, sich beim Einkaufen immer wieder über den aktuellen Stand zu informieren. **Beachtet werden muss, das nicht in allen Produktlinien die Energiedichte konsequent unter 1,5 kcal/g liegt.** Aus diesem Grund muss immer bei jeder Packung auf den angegebenen Brennwert (s. S. 49) geachtet werden, um sicher zu sein, dass es sich um ein niedrigenergetisches Produkt handelt, das im grünen Bereich liegt.

Als Alternative zu Wurst und Schinken wird bei dem herzhaften Frühstück auch gerne Käse verzehrt. Wie der Tab. 1 zu entnehmen ist, trägt Käse aufgrund seiner

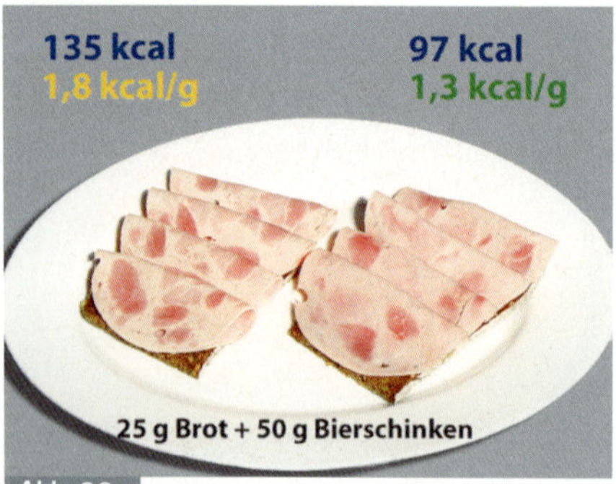

Abb. 36a

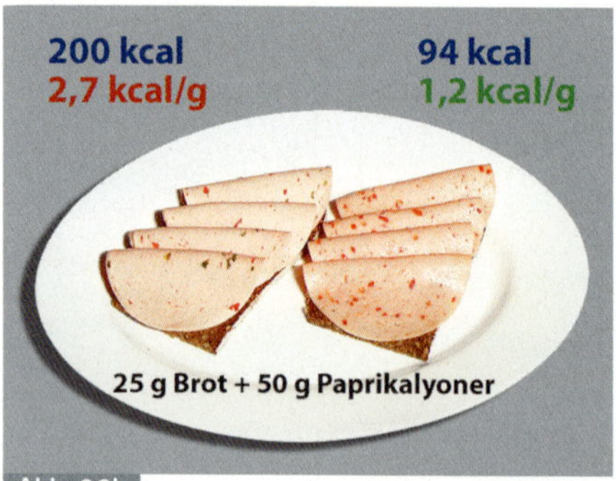

Abb. 36b

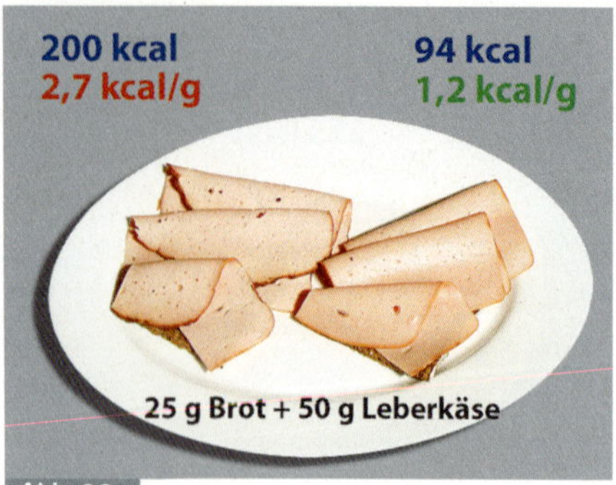

Abb. 36c

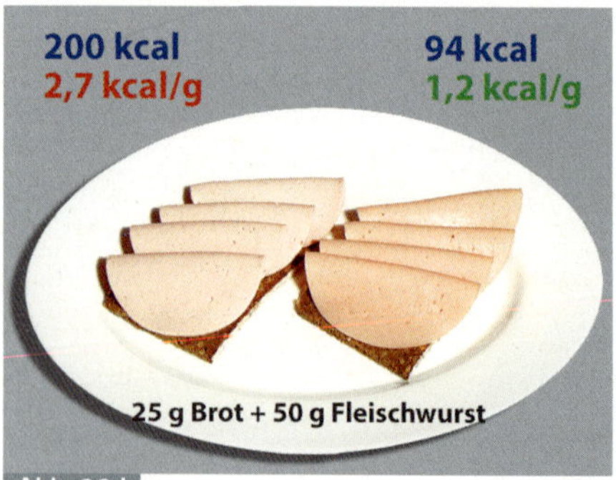

Abb. 36d

hohen Energiedichte erheblich zur Gesamtkalorienaufnahme bei. Dies verdeutlicht die Abb. 37. Als Alternative ist in erster Linie Quark bzw. magerer Frischkäse zu nennen. Bei gleicher Verzehrsmenge können hier ebenfalls mehr als 50% der Kalorien eingespart werden (Abb. 37a). Bei Verwendung von Magerquark anstelle von Quark mit 20% F.i.Tr. kann die Energieaufnahme noch weiter abgesenkt werden. Eine geschmackliche Variante kann durch Garnitur mit Schnittlauch, Paprikapulver oder ver-

Beispiele für verarbeitete Fleisch- und Wurstwaren niedrigenergetischer Produktlinien einzelner Hersteller

vielLeicht (Edeka)	kcal/g	Belight (Aldi)	kcal/g	Linessa (Lidl)	kcal/g
Münchner Weißwürste	0,8	Schinkensülze	0,9	Bierschinken	1,0
Bayerischer Wurstsalat	0,9	Bierschinken (Pute)	1,5	Rhein. Schinkenwurst	1,0
Bierschinken	0,9	Schinkenwurst (Pute)	1,5	Schinkenwurst m. Paprika	1,0
Leberkäse	0,9	Vespermett	1,5	Paprikalyoner	2,0
Paprikalyoner	0,9	Mini-Frikadellen	2,3	Delikatess Leberwurst	2,2
Schinkenfleischwurst	0,9	Geflügelsalami	2,4	Schinkenwiener	2,3
Streichleberwurst	0,9	Nürnberger Würstchen	2,5	Streichzwerge	2,5
Schweinsbratwürstl	0,9	Streichminis	2,5	Nürberger Rostbratwurst	2,6
Wiener Würstchen	0,9	Delikatess Leberwurst	2,6	Salami 1 a (Knoblauch)	2,7
Rostbratwürstl	1,0	Delikatess Salami	2,8	Salami 1 a (Pute)	2,7
Käsekrainer	1,1	Schinken-Teewurst	2,9		
Edelsalami	1,3				
Pfefferbeißer	1,4				

Leicht und Fit (Netto)	kcal/g	Vival Vital (Netto)	kcal/g	Ponath (z.B. bei Norma)	kcal/g
Bierschinken (Truthahn)	1,5	Bierschinken	0,9	Lightness Bierschinken	0,9
Schinkenwurst (Truthahn)	1,6	Hähnchenbrustfilet i. Aspik	0,9	Lyoner	0,9
Fleischwurst (Truthahn)	2,1	Leberkäse	0,9	Paprikalyoner	0,9
Mini-Frikadellen	2,3	Schinkenwurst	0,9	Leberkäse	0,9
Wiener Würstchen	2,3	Wiener Würstchen	0,9	Geflügelbierschinken	1,5
Nürnberger Rostbratwürste	2,6	Geflügelwiener	1,1	Geflügelkaiserjagdwurst	1,5
Salami	2,8	Hähnchenbrustroulade	1,1	Fleischwurst	1,9
		Puten-Gemüsewurst	1,6		
		Geflügelsalami	2,3		

Tab. 21

schiedenen anderen Gemüsearten erzielt werden (Abb. 37b und 37c). Interessant ist auch der Vergleich eines Quarkbrotes mit dem neuen fettarmen Leberkäse (**vielLeicht**), wie die Abb. 37d verdeutlicht. Die Energiedichte des Leberkäses (0,9 kcal/g) liegt zwischen der von Magerquark (0,7 kcal/g) und von Quark mit 20% F.i.Tr. (1,1 kcal/g).

Fettreduzierte Käsesorten sind im Handel in zunehmend größerer Zahl erhältlich. Die geschmackliche Akzeptanz ist individuell sehr unterschiedlich. Eine ganze Reihe von fettreduzierten bzw. fettarmen Käsesorten liegt immerhin schon im gelben aber noch nicht im grünen Bereich. Bei richtiger Auswahl ist eine Reduktion der Kalorienaufnahme gegenüber den fettreichen Käsesorten um bis zu 200 kcal/100 g Käse möglich.

Die aufgeführten Beispiele mit pikantem Belag zeigen, dass bei der richtigen Wahl des Belages die Chance besteht, bereits beim Frühstück die Energiezufuhr bei ausreichender Essensmenge niedrig zu halten. Diese Möglichkeit besteht mit süßem Belag nur dann, wenn Magerquark in Kombination mit selbst hergestellter Konfitüre verwendet wird. Die neuesten Entwicklungen im Bereich der Wurstwaren, haben die geschmackliche Vielfalt deutlich verbessert.

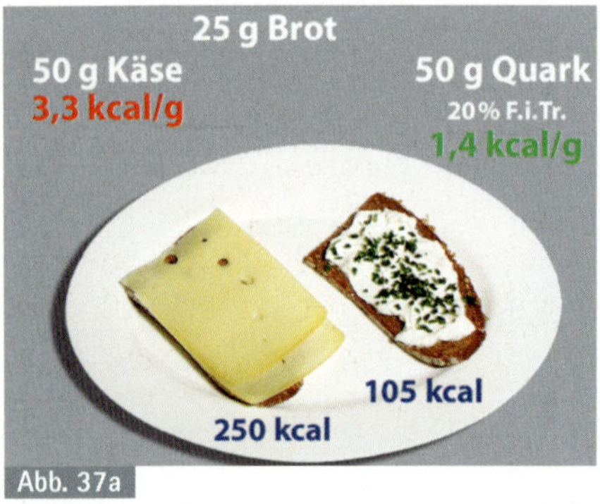

Abb. 37a

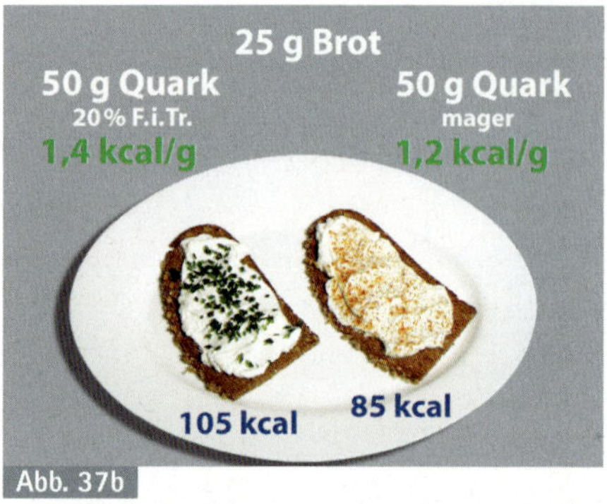

Abb. 37b

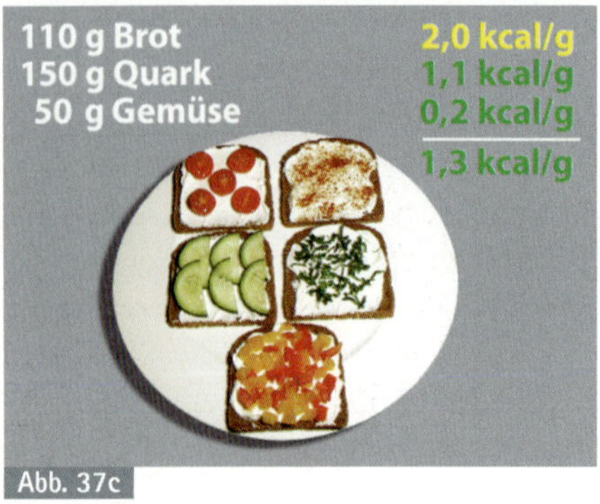
110 g Brot
150 g Quark
50 g Gemüse
2,0 kcal/g
1,1 kcal/g
0,2 kcal/g
1,3 kcal/g
Abb. 37c

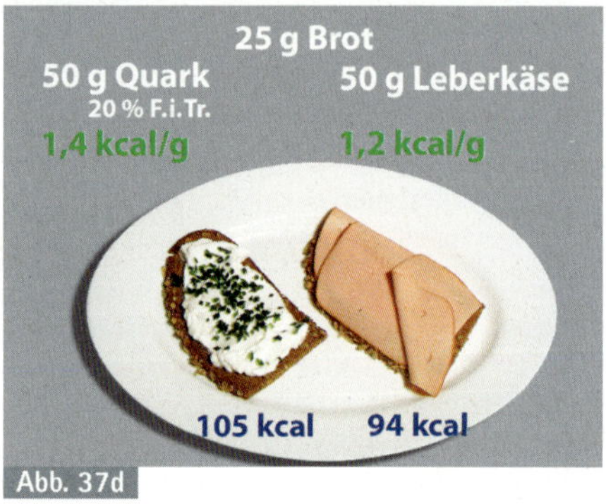

Abb. 37d

Fett in Trockenmasse

Der Fettgehalt wird einerseits in Prozent, bezogen auf das tatsächliche Gewicht des käuflich zu erwerbenden Lebensmittels, angegeben (% Fett absolut). Andererseits wird der Fettgehalt in Prozent, bezogen auf die Trockenmasse des jeweiligen Lebensmittels, angegeben (% Fett i. Tr.). Die Trockenmasse entspricht dem Gewicht nach komplettem Wasserentzug. Diese zweigleisige Deklaration des Fettgehaltes ist verwirrend und in der Praxis nicht hilfreich. Die Tab. 22a verdeutlicht, dass bei verschiedenen Käsesorten mit der Angabe 16 bzw. 17% Fett absolut, die Energiedichte genauso hoch ist, wie bei der Angabe 30% Fett in der Trockenmasse. Das zeigt, dass der Blick auf den Brennwert wesentlich wichtiger ist. Die Angabe des Fettgehalts in Absolutwerten führt schnell zu der Annahme, dass der Energiegehalt bei diesen Produkten möglicherweise geringer ist. Die Bedeutung des Wassergehalts wird deutlich beim Vergleich zwischen Quark und Käse. Beide Produkte, die in der Tab. 22b aufgeführt sind, haben 40% Fett in der Trockenmasse. Aufgrund des höheren Wassergehalts hat der verzehrfertige Quark aber nur eine Energiedichte von 1,6 kcal/g, während diese beim Käse doppelt so hoch ist. Auch dieses Beispiel unterstreicht noch einmal, wie wichtig es ist, auf den Brennwert zu achten.

Vergleichbare Energiedichte bei Angabe des Fettgehalts in % absolut und bezogen auf die Trockenmasse.

Du darfst	kcal/g		kcal/g
Edamer 17% Fett absolut	2,7	Edamer 30% Fett i. Tr.	2,5
Gouda 16% Fett absolut	2,6	Gouda 30% Fett i. Tr.	2,6

Tab. 22a

Bedeutung des Wassergehalts für die Energiedichte im verzehrfertigen Produkt bei identischen Angaben des Fettgehalts in der Trockenmasse.

Schnittkäse 40% Fett i.Tr.	3,2	Quark 40% Fett i.Tr.	1,6

Tab. 22b

Pikante Brötchen

Auch beim Verzehr von Brötchen anstelle von Brot wirkt sich der pikante Belag mit niedriger Energiedichte günstig aus. Verzehrt man ein halbes Vollkornbrötchen mit 25 g Quark (20%), beträgt die Energiedichte 1,8 kcal/g. Im Vergleich zum Vollkornbrot ist die Energiedichte höher, da der Brotanteil im Verhältnis zum Quark größer ist. Dies spiegelt das generelle Problem beim Verzehr von Semmeln wider, da diese in der Regel immer in zwei Hälften geteilt werden. Daraus ergeben sich Verzehreinheiten, die zwangsläufig einen höheren Brotanteil zur Folge haben. Niemand würde den Belag entsprechend erhöhen, um ein ähnliches Verhältnis wie bei der Verwendung von Vollkornbrot zu erzielen. Denn das würde bedeuten, dass man die Hälfte eines Vollkornbrötchens mit 90 g energiearmem Belag verzehren müsste. Das ist unpraktisch, da sich Schwierigkeiten mit der Mundöffnung und beim Kauen ergeben können.

Müsli-Esser

Bei der Betrachtung der Energiedichte der üblicherweise für Müslizubereitungen verwendeten Flocken fällt auf, dass die Energiedichte mit Werten von mindestens 3,5 kcal/g hoch ist. Füllt man die Zutaten nach Augenmaß in eine vorgegebene Müslischale, würde man aufgrund der Form und Konsistenz deutlich mehr Haferflocken konsumieren (Abb. 38a).

Misst man die Flocken mit einem Esslöffel ab, entsprechen 30 g Haferflocken 3 EL und die 30 g Cornflakes entsprechen 9 EL. Dies sollte bei der Zubereitung von Müsli bedacht werden. In der Regel werden nur 30 g Flocken und z.T. auch eher weniger genommen und die Gesamtmenge des Müslis durch andere Zutaten wie Obst, Milch und Joghurt erweitert.

Nimmt man z.B. zusätzlich 150 g Obst und 150 ml Milch (1,5%) zu 30 g Cornflakes, ergibt das eine Gesamtmenge von 330 g, mit einem Energiegehalt von 261 kcal, was einer Energiedichte von 0,8 kcal/g entspricht (Abb. 38b). Anstelle der Milch kann auch fettarmer Joghurt (1,5%) verwendet werden. Damit ist ein Müslifrühstück deutlich günstiger als eine vergleichbare Menge von Semmeln einschließlich Belag. Man sollte beachten, dass diese Menge deutlich über der durchschnittlichen Frühstücksmenge von 200 g liegt. Selbst eine vergleichbar große Menge belegter Brote mit geringer Energiedichte ergibt einen Kalorieneintrag von mindestens 400 kcal.

„Ungünstige" Zutaten

Problematisch bei der Zubereitung von Müsli sind Sahne und Nüsse. Beide haben eine sehr hohe Energiedichte und verschieben den Gesamtkaloriengehalt eines Müslis sehr schnell nach oben. Für die niedrige Energieaufnahme bei ausreichendem Sättigungsgrad ist der Zusatz von Frischobst in der Müslimischung ganz entscheidend. Eine vergleichbare Portionsgröße durch Vermehrung des Flockenanteils würde automatisch zu einem deutlich höheren Energieeintrag führen. Nimmt man andererseits eine größere Menge an Milch anstatt Obst und belässt den Flockenanteil bei

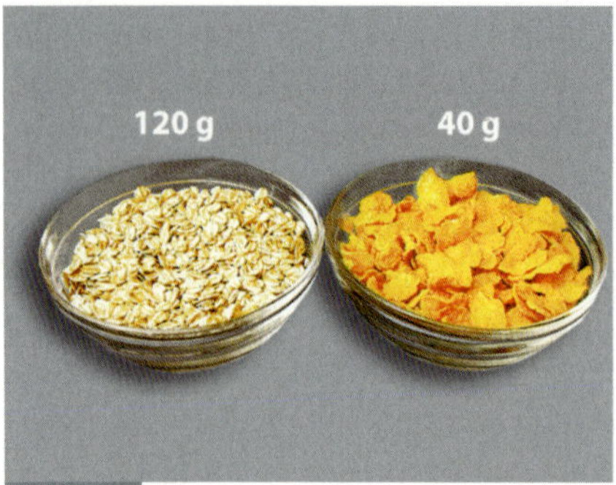

Abb. 38a

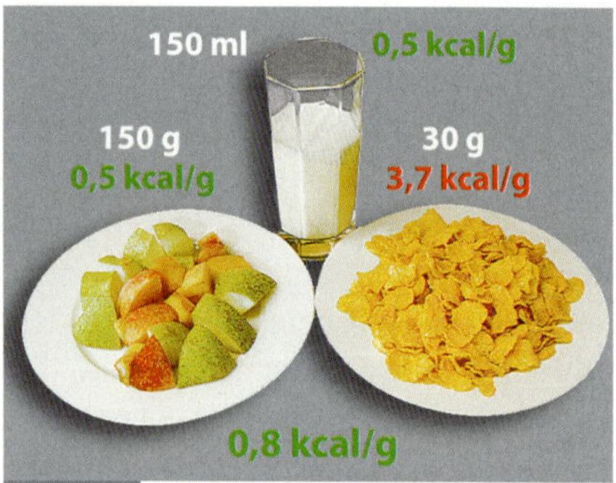

Abb. 38b

ca. 30 g, hat dies nicht den vergleichbaren Sättigungseffekt. Der hohe Flüssigkeitsanteil, der nicht mehr durch die Flocken gebunden wird, verlässt schnell den Magen und trägt somit nicht zur Aktivierung von Sättigungssignalen bei. Die Milch ist also nur dann sinnvoll, wenn sie durch die Flocken entsprechend gebunden wird.

Obst als einzige Kohlenhydratquelle beim Frühstück

Besonders ideal fällt das Frühstück aus, wenn anstelle der klassischen Müslikombination die Flocken weggelassen werden und Obst den einzigen Kohlenhydratanteil des Frühstücks darstellt. Wie die Tab. 23 zeigt, sinkt die Energiedichte auf 0,5 kcal/g und die Gesamtenergieaufnahme beträgt nur noch 165 kcal, was gegenüber den 261 kcal der in Abb. 38b dargestellten Kombination mit den Cornflakes eine Einsparung von rund 100 kcal bedeutet.

	g	kcal	kcal/g
Joghurt, 1,5 % Fett	150	75	0,5
Obst	180	90	0,5
gesamt	330	165	0,5

	g	kcal	kcal/g
Cornflakes	30	111	3,7
Milch, 1,5 % Fett	150	75	0,5
Obst	150	75	0,5
gesamt	330	261	0,8

Tab. 23

Warme Hauptmahlzeiten

Bei warmen Hauptmahlzeiten essen übergewichtige Menschen eine Menge von 400 bis 600 g pro Mahlzeit. Dabei sollten für die Gewichtsreduktion bei den Hauptmahlzeiten 650 kcal nicht überschritten werden. Das bedeutet, dass auch bei den Hauptmahlzeiten die durchschnittliche Energiedichte nicht über 1,5 kcal/g liegen sollte. Benötigt jemand um satt zu werden ein größeres Volumen als 600 g oder mehr, muss die Energiedichte unter Berücksichtigung des durchschnittlichen Grundumsatzes weniger als 1,5 kcal/g betragen. Das muss bei der Zusammenstellung der Lebensmittel bedacht werden. Warme Mahlzeiten bestehen meistens aus einem Fleisch- oder Fischanteil sowie einer Gemüse-/Salatbeilage, einer Kohlenhydratbeilage und einer Soße.

Fleisch

Betrachtet man die Energiedichte der verschiedenen Fleischsorten, fällt auf den ersten Blick auf, dass Fleisch eine sehr günstige Energiedichte hat. Die meisten Fleischsorten, die auch den Geschmacksgewohnheiten vieler Menschen entsprechen, haben eine Energiedichte, die unter 1,5 kcal/g liegt. Als Zubereitungsart für (fettarme) Fleischmahlzeiten eignet sich besonders Grillen, da kein zusätzliches Fett verwendet werden muss. Ebenfalls günstig ist Schmoren, ohne Fett mit etwas Gemüsebrühe. Dank der modernen Technologie ist heute mit Teflon-beschichteten Pfannen auch das Kurzbraten von Fleisch ohne oder mit nur sehr wenig Fett möglich. Auf keinen Fall sollte Fleisch paniert gebraten werden, da die Panade das Bratfett aufsaugt. Bei 100 g Schnitzel (110 kcal) verzehrt man mit der Panade zusätzlich 180 kcal.

Das heißt, dass die doppelte Verzehrsmenge in Form von 200 g unpaniertem Schnitzel immer noch weniger Kalorien enthält als 100 g paniertes Schnitzel. Panierte Fleischstücke in einer beschichteten Pfanne fettfrei braten zu wollen misslingt in der Regel, da es nur an einigen Punkten aufliegt und dort schwarz wird und der Rest nicht durchgebraten ist.

Noch einige Informationen zu Hackfleisch, das im Alltag gerne und häufig verzehrt wird. Die in den Energiedichtetabellen bei Rinderhackfleisch (2,2 kcal/g) und bei gemischtem Hackfleisch (2,6 kcal/g) angegebene Energiedichte entspricht der üblichen Zubereitungsart von Hackfleisch seitens des Metzgers. Beim Schweinehack kann die Energiedichte aufgrund höherer Fettbeimengungen auch noch höher liegen.

Die Energiedichte lässt sich deutlich verbessern, in dem man beim Metzger ein bestimmtes mageres Stück Fleisch aussucht und dann genau dieses Stück Fleisch zu Hackfleisch zermahlen lässt. Die Energiedichte entspricht dann dem ursprünglichen Fleischprodukt. An dem Beispiel von Tatar, das mit 1,1 kcal/g dem mageren Rindfleisch entspricht, aus dem es entsteht, ist dies gut zu erkennen. Analog kann man beim Schweinefleisch ebenfalls das Schnitzelfleisch zu Hackfleisch verarbeiten lassen

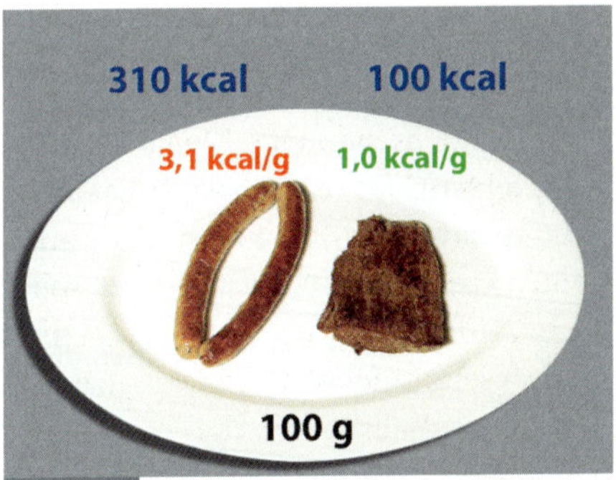

Abb. 39

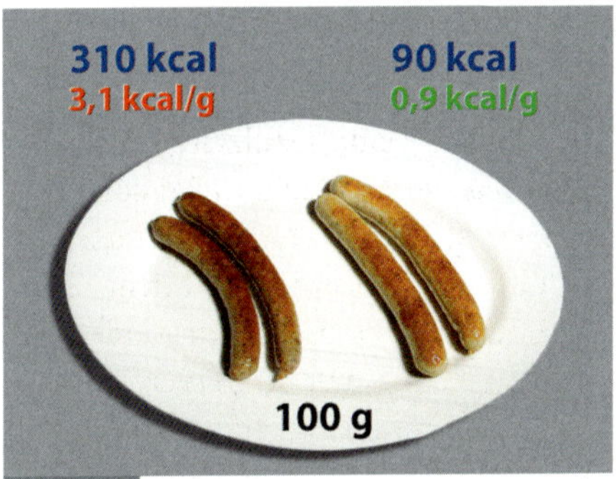

Abb. 40

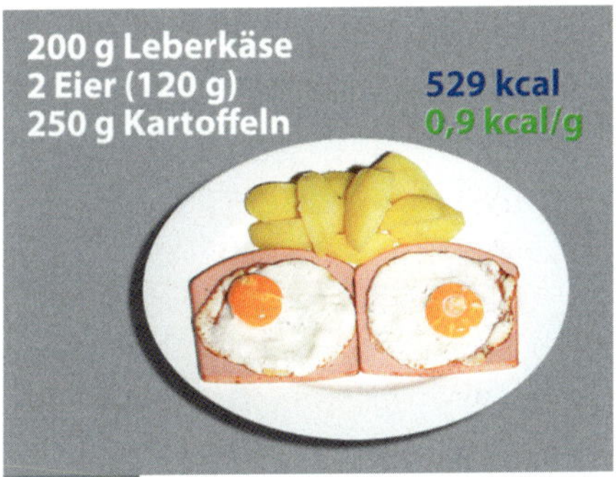
200 g Leberkäse
2 Eier (120 g)
250 g Kartoffeln
529 kcal
0,9 kcal/g
Abb. 41

und hat dann auch einen entsprechend niedrigen Energiegehalt. Wenn man die vorgefertigten Hackfleischprodukte aus der Kühltheke nimmt, empfiehlt sich eher Rinder- als Schweine- oder gemischtes Hack. Wenn man sich das Hack frisch vom Metzger zubereiten lässt, ist zwischen magerem Rinder- und Schweinegehackten kein wesentlicher Unterschied.

Auch sehr beliebt sind die häufig verzehrten Fleischwaren wie Bratwürste oder Leberkäse. Die tägliche Kalorienaufnahme durch diese Lebensmittel ist erheblich (s. Tab. 1), was in Anbetracht der hohen Energiedichte im Vergleich zu unverarbeitetem Fleisch leicht nachvollziehbar ist (Abb. 39).

Mit der bereits erwähnten Entwicklung neuer, sehr fettarmer Fleischwaren (Tab. 21) hat sich jedoch die Perspektive grundlegend verändert. Mit einer Energiedichte von 0,9 kcal/g können Bratwürste auch in sättigender Menge gegessen werden, da sie im Bereich des mageren Fleisches liegen und nur 30 % der Kalorien üblicher Bratwürste enthalten (Abb. 40). Dasselbe gilt für den Leberkäse der neuen Generation, der ebenfalls für eine schnell zubereitete und energetisch sehr günstige warme Hauptmahlzeit zur Verfügung steht (Abb. 41).

Fisch

Wesentlich seltener als Fleisch wird zu warmen Hauptmahlzeiten Fisch verzehrt. Fisch ist aber, wenn man auf die Tabelle schaut, äußerst günstig, um eine geringe Kalorienzufuhr bei gleichzeitig hoher Verzehrsmenge zu gewährleisten. Nur wenige Fischsorten haben einen Wert über 1,5 kcal/g. Selbst ein relativ fettreicher Fisch, wie der Lachs (2,0 kcal/g), hat eine Energiedichte, die deutlich unter der von verarbeiteten Fleisch- und Wurstwaren (Würstchen, Leberkäse etc.) liegt. Bei 250 g Lachs gegrillt beträgt die Kalorienmenge 500 kcal, so dass noch ca. 150 kcal für Beilagen übrigbleiben. Das ist eine sehr große Portion, mit der man gut satt werden kann und die eine Energiedichte von 1,2 kcal/g hat (Abb. 42).

LACHS MIT KARTOFFELN UND GURKENSALAT

250 g Lachs	(2,0 kcal/g)	500 kcal
100 g Kartoffeln	(0,7 kcal/g)	70 kcal
150 g Gurken	(0,2 kcal/g)	30 kcal
500 g		600 kcal

Für eine schnell zubereitete Mahlzeit sind selbst Fischstäbchen zusammen mit Kartoffelsalat durchaus geeignet, um das Hungergefühl rasch zu beseitigen (Abb. 43).

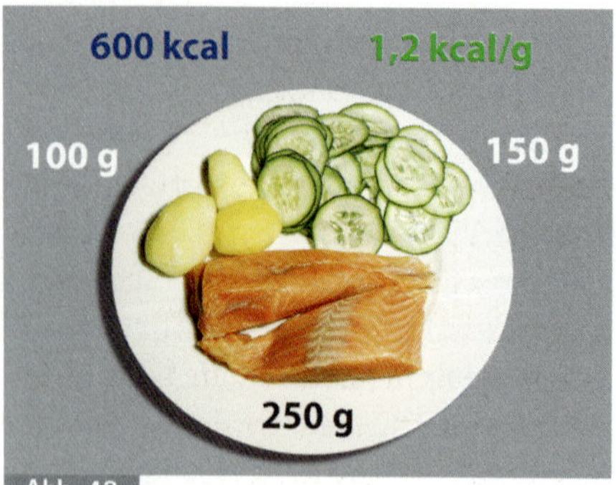

Abb. 42

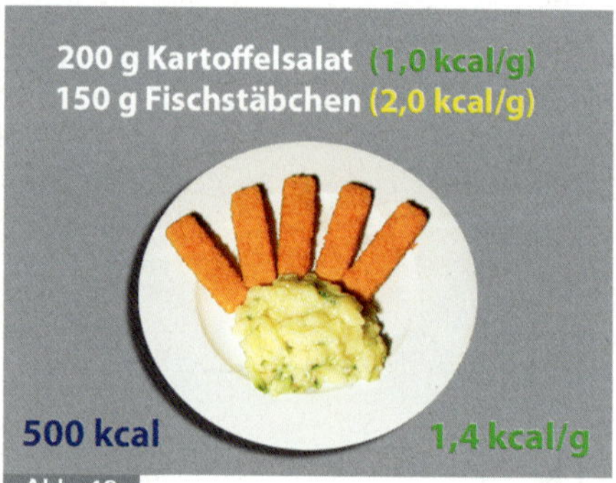

Abb. 43

Beilagen (Gemüse/Salat/Dressings)

Für das satte Abnehmen ist es vorteilhaft, wenn auch die Beilagen eine niedrige Energiedichte haben. Damit lässt sich der günstige Effekt von Fleisch oder Fisch noch verstärken (Abb. 44). In erster Linie kommt hierfür Gemüse in Frage, das eine Energiedichte von 0,2 kcal/g hat. Wird Gemüse gedünstet und mit entsprechenden Gewürzen schmackhaft zubereitet verzehrt, ist ein hoher Sättigungsgrad bei geringer Kalorienaufnahme garantiert. Fettzusätze beim Gemüseverzehr sind nicht erforderlich, da der Geschmack durch Gewürze und Salz viel besser variiert werden kann. Auch der Fettzusatz, um mehr Vitamine aufzunehmen, ist vollkommen überflüssig und sinnlos, da auch aus dem fettfrei zubereiteten Gemüse genügend große Vitaminmengen in den Körper übertreten.

Die aufwendige Vorbereitung des Gemüses wird häufig als Grund für den geringen Gemüseverzehr angeführt. Der Lebensmittelhandel hat bereits fertig vorbereitetes Gemüse in großer Vielfalt im Tiefkühlfach im Angebot. Auch diese Produkte sind sehr kalorienarm, obwohl bei einigen Produkten bereits eine kleine Fettmenge zugesetzt ist. Trotzdem stellt selbst dieses Gemüse eine sehr günstige Möglichkeit dar, sich satt zu essen. Außerdem ist bei sämtlichem Gemüse zu betonen, dass es sehr geringe Insulin-stimulierende Wirkung besitzt (siehe Abb. 18).

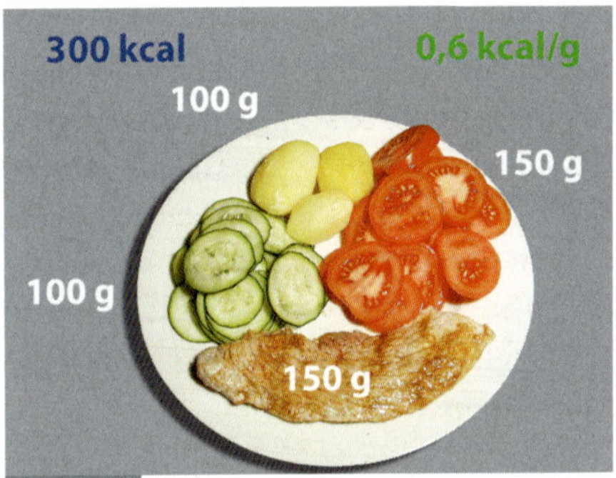

Abb. 44

MERKE: Tiefkühlgemüse – eine günstige Alternative.

Isst man als Sättigungsbeilage anstelle der warmen Gemüsezubereitung Salate, bestehen prinzipiell keine Unterschiede.

Bei der Auswahl der einzelnen Komponenten eines gemischten Salates, sollte jeder seine Geschmacksvorlieben in den Vordergrund stellen. Salatsorten, die einem nicht schmecken, sollten konsequent weggelassen werden. Wir verfügen heute über so viele Sorten, die im Handel leicht erhältlich sind, so dass auch das gesamte Spektrum an Vitaminen und anderen Inhaltsstoffen leicht abgedeckt werden kann. Hilfreich ist, bereits fertig zubereitete Salate in den entsprechenden Kühltheken des Supermarktes zu kaufen. Insbesondere bei aufwendig herzustellenden Salaten, wie z.B. Krautsalat, ist es, wenn man keinen großen Personenkreis verköstigen muss, sehr hilfreich, eine kleinere Portion zu erwerben. Entscheidend ist bei der Salatzubereitung die Wahl der Salatsoße oder des Dressings. Tab. 24 zeigt eine Auswahl kalorienarmer Rezepte. Die Wahl des Dressings kann dann individuell gestaltet werden.

Bei fertigen Salatsoßen sollte auf die Angaben des Herstellers auf dem Etikett geachtet werden, um die möglichst energieärmste Soße auszuwählen. Durch Zugabe von Gewürzen lassen sich auch noch geschmackliche Variationen erzielen.

Besonders wichtig ist die Konsistenz von Salatsoßen, insbesondere bei den fertigen Zubereitungen. Je zähflüssiger

KALORIENARME SALATSOSSEN

Grundsoße

1 Becher (150 g) fettarmer Joghurt,
2 El Zitronensaft, Kräutersalz, Pfeffer.

Salatsoße mit Senf

Grundsoße, abgeschmeckt mit 2 Tl Senf

Salatsoße mit Meerrettich

Grundsoße, abgeschmeckt mit
2 Tl Meerrettich

Salatsoße mit Tomaten

Grundsoße, abgeschmeckt mit
1 El passierten Tomaten oder
1 Tl Tomatenmark

Kräutersoße

4 El Aceto balsamico
1 El Zwiebelwürfel
Kräutersalz, Pfeffer, Schnittlauch,
Petersilie, (evtl. 1 Prise Zucker)

Tab. 24

und dicker die Soßen sind, desto eher neigt man dazu, größere Mengen zu konsumieren, da die gleichmäßige Verteilung über das gesamte Gemüse nicht gewährleistet ist und dann pro einzelnem Bissen ein hoher Anteil an Soße verzehrt wird. Gegebenenfalls muss man solche Soßen, mit Zusatz von fettarmer Milch oder Wasser etwas flüssiger machen.

Blindverkostungen haben ergeben, dass die Zugabe von Öl bei Salatsoßen geschmacklich keinen Vorteil bietet und daher weggelassen werden kann. Man investiert besser in einen gut schmeckenden Essig (Aceto balsamico, Himbeeressig, Sherryessig etc.).

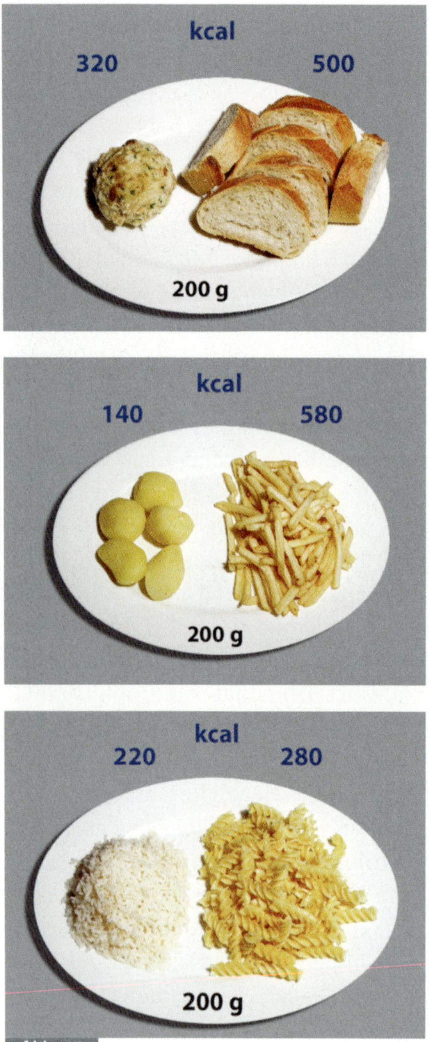

Abb. 45

Kohlenhydratbeilage

Als Beilage sind die komplexen Kohlenhydrate, wie Reis, Nudeln und Kartoffeln zu berücksichtigen, Sie werden sehr häufig als wesentliche Sättigungsbeilage verzehrt. Bezüglich der Energiedichte schneidet die Kartoffel (0,7 kcal/g) aufgrund ihres hohen natürlichen Wassergehaltes am günstigsten ab. Die Energiedichte von Reis und Nudeln ist in einem ähnlichen Bereich wie die von fettarmem Fleisch, was besonders beim Vergleich mit anderen Beilagen wie Knödel, Brot und Pommes frites auffällt (Abb. 45). Bei der Zubereitung von Reis und Nudeln wird zunächst das Trockengewicht abgewogen. Im Hinblick auf die endgültige Verzehrsmenge muss bei Nudeln der Faktor 2,5 und bei Reis 3,0 berücksichtigt werden. Das heißt, für eine Verzehrsmenge von 100 g Reis müssen 30 g trockener Reis ins Wasser gegeben werden und bei Nudeln entsprechen 40 g rohe Nudeln der Verzehrsmenge von 100 g.

Wenn jemand gelegentlich auf die Kohlenhydratbeilage, vor allem beim Abendessen, ganz verzichten kann und nur das Fleisch mit dem Gemüse isst, hat er günstigere Voraussetzungen abzunehmen, da die Fettdepots früher für die Deckung des nächtlichen Energiebedarfs mobilisiert werden. Das muss jeder für sich individuell entscheiden. Vielen fällt gerade bei den Hauptmahlzeiten die Einschränkung der Kohlenhydratbeilage leichter als bei den kalten Mahlzeiten.

Die Bedeutung der Kohlenhydratbeilage für die Energieaufnahme lässt sich nicht nur bei der direkten Gegenüberstellung, wie in Abb. 45, demonstrieren, sondern zeigt sich auch bei der Betrachtung ganzer Mahlzeiten. Nimmt man eine Standardkombination von Schweinebraten (von der Schulter, nicht vom Schweinebauch) mit 2 Semmelknödel und einer Portion Sauerkraut, ergibt sich eine Energiedichte von 0,9 kcal/g, was bei der durchaus großen Essensmenge von 640 g zu einem Energieeintrag von 570 kcal führt. Diese im Prinzip schon sehr günstige warme Hauptmahlzeit kann allerdings optimiert werden, wenn die Semmelknödel durch Kartoffelknödel ausgewechselt werden (Abb. 46a, b). Die Energiedichte sinkt auf 0,7 kcal/g, was bei der Essensmenge eine Reduktion um 120 kcal bedeutet.

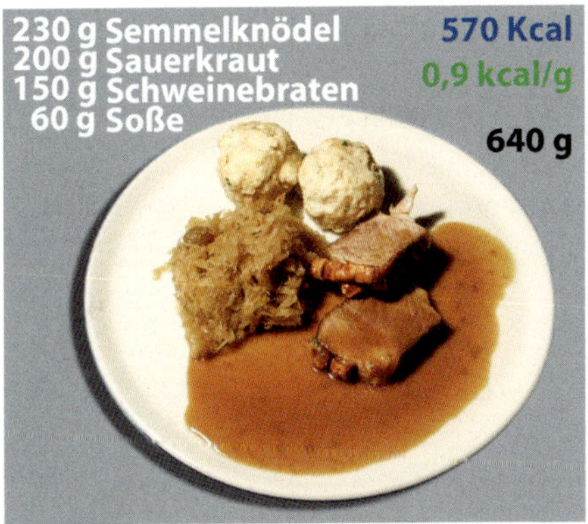

Abb. 46a

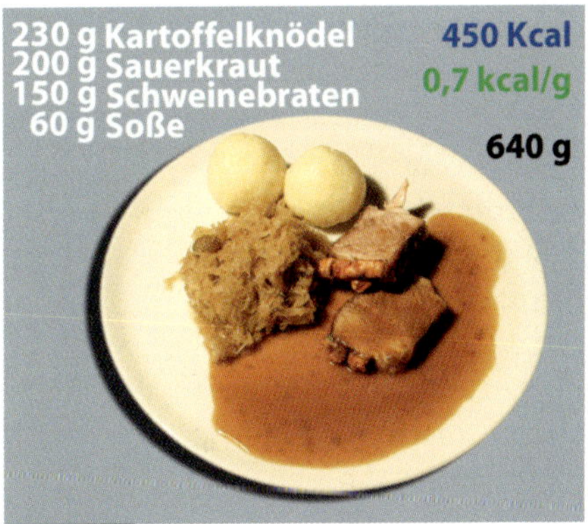

Abb. 46b

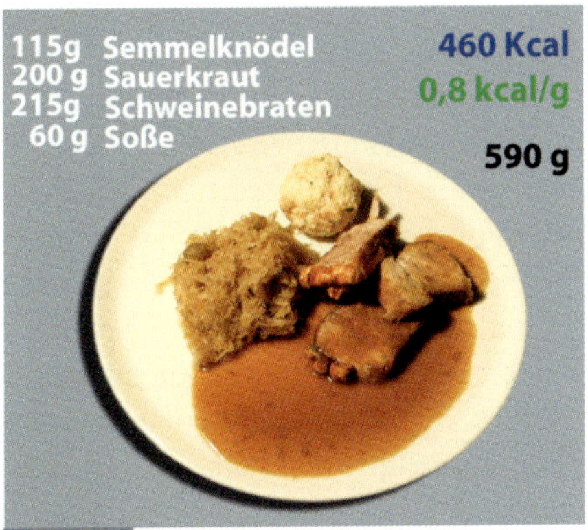

Abb. 46c

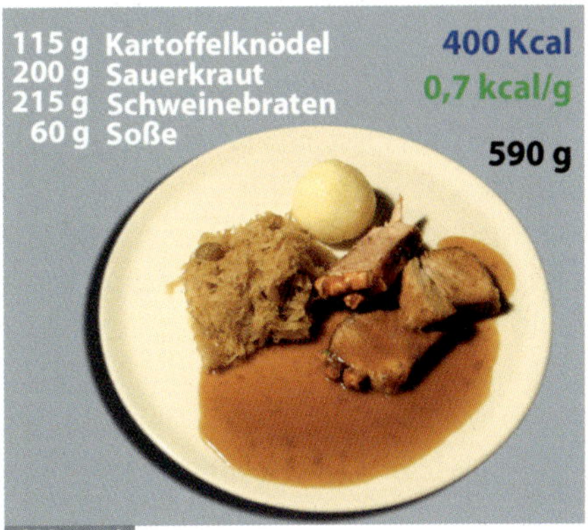

Abb. 46d

An diesem Beispiel lässt sich auch gut die Bedeutung zwischen dem Fleischanteil und dem Kohlenhydratanteil bei einer Hauptmahlzeit demonstrieren. Wird anstelle von 150 g Schweinebraten (2 Scheiben) eine 3. Scheibe mit nur einem Semmelknödel verzehrt, so dass der Fleischanteil 215 g beträgt, ist die Energieaufnahme ebenfalls um 110 kcal niedriger. Wird die größere Menge Schweinebraten mit nur einem Kartoffelknödel gegessen, ist die weitere Einsparung mit 60 kcal nicht ganz so ausgeprägt (Abb. 46c, d). Die Essensmenge ist bei der 1-Knödel-Variante 50 g niedriger, aber mit insgesamt 590 g immer noch für eine Hauptmahlzeit überdurchschnittlich groß (siehe vorne S. 89). Beim Vergleich zwischen einem Knödel mit größerer Schweinebratenmenge, zu 2 Knödel und geringerer Schweinebratenmenge besteht eine Differenz von insgesamt 170 kcal. Das entspricht über den Zeitraum eines Jahres der Energiemenge von 8 kg Fettgewebe.

Soßen

Eine gute schmackhafte Soße ist eine wesentliche Bereicherung eines Essens. Sie kann aber für den Übergewichtigen eine große Gefahr darstellen, denn manche Soßen enthalten größere Mengen an Fett und damit viele Kalorien. Fett wird beim Anbraten von Fleisch eingesetzt oder im Laufe des Garvorgangs ausgebraten.

TIPP: Bei Bratensoßen empfiehlt es sich, dieses Fett von dem restlichen Bratenfond abzutrennen. Dafür gibt es spezielle Gefäße, die preiswert in Haushaltswarengeschäften und auch Supermärkten erhältlich sind (Abb. 47).

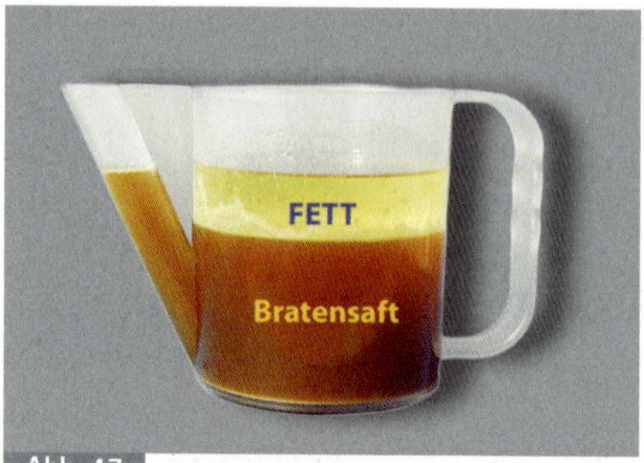

Abb. 47

Diese Vorbehandlung des Bratensaftes ermöglicht die Zubereitung einer fettarmen, geschmacklich guten Soße. Idealerweise sollte die Soße eine sämige Konsistenz haben, nicht zu wässrig und dünnflüssig sein. Dies lässt sich bereits durch das Mitbraten von Gemüse (Zwiebeln, Tomaten, Karotten, Paprika, Lauch etc.) erreichen. Das Gemüse kann in der nach der Fettabscheidung wässrigen Phase der Soße mit dem Pürierstab aufgearbeitet werden. Anschließend ist, wenn überhaupt, nur noch eine geringe zusätzliche Bindung durch Mehl erforderlich. Gewürzt wird je nach Geschmack mit Salz und Gewürzen.

Die entscheidende Frage bei allen Soßen heißt – wie groß ist ihre Bedeutung für das Zunehmen bzw. das Verhindern des Abnehmens. Die größte Energiedichte und damit auch die Chance einer größtmöglichen Energiezufuhr findet man bei den sehr fettreichen Soßen, wie der Holländischen Buttersoße. Sie hat eine Energiedichte von 5,7 kcal/g. Bei Gerichten wie Spargel mit Schinken werden schnell 100 g Soße pro Person konsumiert, so dass allein durch die Soße 570 kcal aufgenommen werden. Das ist sicherlich die extreme Form des Soßenkonsums. Andererseits werden energieärmere Buttersoßen angeboten. Diese laufen unter der Bezeichnung „Sauce Hollandaise light“ oder „légère“. Die Energiedichte liegt zwischen 0,40 kcal/g und 3,90 kcal/g, was gegenüber der klassischen Form eine deutliche Einsparung bedeutet. Entscheidend wird immer die geschmackliche Akzeptanz des jeweiligen sehr niedrigenergetischen bzw. doch bereits im roten Bereich liegenden „light“- oder „légerè“-Produktes sein.

Betrachtet man Bratensoßen, ist die Gesamtbilanz günstiger. Im Rahmen eines Fleischgerichtes kann man eine Kohlenhydratbeilage von ca. 200 g Kartoffeln, Nudeln oder Reis zugrunde legen, dafür wird durchschnittlich eine Menge von 60 g Soße gebraucht. Dies entspricht 2–3 Schöpflöffeln Soße (s. Anhang). Benutzt man z.B. die wässrige Phase des mit Gemüse angereicherten Bratenfonds ist die Energiedichte extrem niedrig (<0,4 kcal/g).

Wie die Tab. 25 zeigt, senkt die Bratensoße die Energiedichte einer gemischten Hauptmahlzeit sogar noch leicht ab, bei insgesamt größerer Verzehrsmenge. Die Gesamtenergieaufnahme ist mit der Soße lediglich 17 kcal höher. Fertigsoßen liegen in einem Bereich zwischen 0,4 und 1,1 kcal/g. Es gilt, den individuellen Kompromiss zwischen Geschmack und Kaloriengehalt zu finden.

Rinderbraten, Semmelknödel mit Soße			
115 g	**Semmelknödel**	**1,60 kcal/g**	**184 kcal**
200 g	**Gemüse**	**0,20 kcal/g**	**40 kcal**
215 g	**Rinderbraten**	**1,10 kcal/g**	**237 kcal**
60 g	**Bratensoße**	**0,29 kcal/g**	**17 kcal**
590 g	**Gesamt**	**0,81 kcal/g**	**478 kcal**
Rinderbraten, Semmelknödel ohne Soße			
115 g	**Semmelknödel**	**1,60 kcal/g**	**184 kcal**
200 g	**Gemüse**	**0,20 kcal/g**	**40 kcal**
215 g	**Rinderbraten**	**1,10 kcal/g**	**237 kcal**
530 g	**Gesamt**	**0,87 kcal/g**	**461 kcal**

Tab. 25

Bei den weißen Soßen kann es starke Unterschiede geben, je nach dem, wie viel kalorienreiche Zutaten der Soße zugegeben werden. Nimmt man als Basis eine Béchamelsoße, die aus Butter, Mehl, Milch und Brühe besteht (s. Tab. 26), ergibt sich eine Energiedichte von 0,9 kcal/g. Auf dieser Grundlage können verschiedene Variationen durch Zugabe von Gewürzen wie Meerrettich, Senf oder Kräutern erzielt werden, die sehr gut schmecken. Eine entsprechende Menge Salz muss natürlich dazugegeben werden. Eine Menge von 60–100 ml Soße stellt einen vertretbaren Kalorienanteil dar, der für den Geschmack des Essens von großer Bedeutung sein kann.

Problematisch werden helle Soßen erst, wenn anstelle von Milch und Brühe, Sahne und Käse und evtl. Eigelb verwendet werden. Diese Käse-Sahne-Soßen-Kombination ist sehr beliebt und wird vor allem gerne bei Nudelgerichten in Restaurants serviert. Dadurch kommt, ähnlich wie bei der Buttersoße, ein höherer Kalorieneintrag zustande (siehe Tab. 26). Eine sehr günstige Variante stellen Tomatensoßen dar. Sie werden auf der Basis von Tomatenpüree oder geschälten Tomaten hergestellt und mit verschiedenen Gewürzen geschmacklich variiert (Tab. 26).

ENERGIEDICHTE VERSCHIEDENER SOSSEN

Basis		Variante	ED
Béchamelsoße 20 g Butter 30 g Mehl 100 ml Milch 400 ml Brühe 550 g/476 kcal ED 0,9 kcal/g	→	Meerrettichsoße Senfsoße Kräutersoße	ED 0,9 kcal/g
	→	Rahmsoße (anstatt Brühe und Milch wird Sahne verwendet)	ED 3,2 kcal/g
	→	Käse-Sahne-Soße (Rahmsoße + 1 Eigelb + 30 g Parmesan)	ED 3,3 kcal/g
Tomatensoße (geschälte Tomaten, Gewürze, Kräuter)			ED 0,2 kcal/g

Tab. 26

Kohlenhydratreiche Hauptgerichte

Bei diesen Gerichten steht der Kohlenhydratanteil ganz im Vordergrund. Die weiteren Lebensmittel dienen mehr als geschmackliche Variante. Je nach Zusammensetzung und Anteil zwischen den kohlenhydrathaltigen Komponenten (Nudeln, Reis, Kartoffeln) mit den übrigen Zutaten, ergibt sich eine unterschiedliche Energiedichte. Durch den Fettanteil, z.B. in einer Spaghettisoße kann die Energiedichte und die Kalorienaufnahme insgesamt erhöht werden.

Bei Nudelgerichten kann eine übermäßige Kalorienzufuhr durch folgende Gründe entstehen: Zahlreiche Patienten neigen bei Nudelgerichten zu deutlich größeren Portionen. Darüber hinaus spielt die jeweils verwendete Soße sowie die Menge an Reibekäse eine wesentliche Rolle. Beachtet werden sollte, dass die Fleischanteile in Nudelsoßen fettarm sind. Hierfür eignet sich frisch zubereitetes Hackfleisch vom Rind oder Schwein. Man kann auch Koch- oder Rohschinken hinzufügen. Bei der klassischen Zubereitung von Spaghetti Bolognese mit Öl, Zwiebeln, gemischtem Hackfleisch, Tomaten und entsprechenden Gewürzen, enthalten 350 g Nudeln und 100 g Soße sowie 10 g Parmesan insgesamt 684 kcal. Das entspricht einer Energiedichte von 1,5 kcal/g (Tab. 27). Damit liegt dieses Nudelgericht noch im Bereich der angestrebten Energiedichte. Nimmt man, wie in dem Rezept aufgeführt, eine fettreduzierte Spaghettisoße, kann man die Energiedichte auf 1,2 kcal/g reduzieren, was

VARIANTEN VON SPAGHETTISOSSEN	
Hackfleischsoße, klassisch (4 Personen) 20 g Öl 30 g Zwiebelwürfel 150 g Hackfleisch 250 g Schältomaten Gewürze, Kräuter, Salz Pro Person: 156 kcal	**Tomatensoße, fettarm** (4 Personen) 400 g Schältomaten Gewürze, Kräuter, Salz Pro Person: 20 kcal
Spaghetti in Hackfleischsoße 350 g Nudeln (140 g Trockengewicht) 100 g Hackfleischsoße 10 g Parmesan	**Spaghetti in Tomatensoße** 350 g Nudeln (140 g Trockengewicht) 100 g Tomatensoße, fettarm 10 g Parmesan
Nahrungsmenge: 460 g kcal: 684 kcal ED: 1,5 kcal/g	Nahrungsmenge: 460 g kcal: 550 kcal ED: 1,2 kcal/g

Tab. 27

bei der vorgegebenen Essensmenge einer Einsparung von 134 kcal entspricht. Diese Option ist bei Menschen mit niedrigem Energieverbrauch sehr hilfreich.

Reis

Für Reisgerichte gilt im Prinzip dasselbe wie für die Nudelgerichte. Bei Kombinationen mit Hackfleisch oder auch anderem Fleisch (Risotto) sollte auf ein möglichst mageres Fleisch beim Einkauf geachtet werden. Bei Reispfannen eignen sich Gemüsezusätze sehr gut.

Eine Reispfanne, bestehend aus 150 g Reis (1,1 kcal/g), 150 g Gemüse (0,2 kcal/g) und 100 g magerem Schweinefleisch (1,5 kcal/g), ergibt eine Energiedichte von 0,9 kcal/g und ist ebenfalls sehr fettarm. Wird die Gesamtmenge der Mahlzeit durch einen höheren Gemüseanteil weiter gesteigert, eignet sich diese Kombination sehr gut, wenn man größere Mengen für die Sättigung benötigt. 150 g Reis in diesem Beispiel entsprechen 50 g Trockengewicht.

Kartoffeln

Die Kartoffel ist das dritte und günstigste kohlenhydratreiche Lebensmittel (0,7 kcal/g), das in verschiedensten Variationen als Hauptbestandteil einer Mahlzeit verzehrt wird. Betrachtet man die verschiedenen Zubereitungsarten, ergeben sich erhebliche Differenzen in der Energiedichte, in erster Linie bedingt durch die Anreicherung von Fett. Sehr günstig ist die Kombination von Kartoffeln mit Quark. Je nach Geschmacksvorliebe können Salz- oder Pellkartoffeln verwendet werden. Durch Zugabe von Schnittlauch, Zwiebeln, gerösteten Schinkenwürfeln kann der Quarkanteil verschiedene geschmackliche Variationen erfahren (Abb. 48).

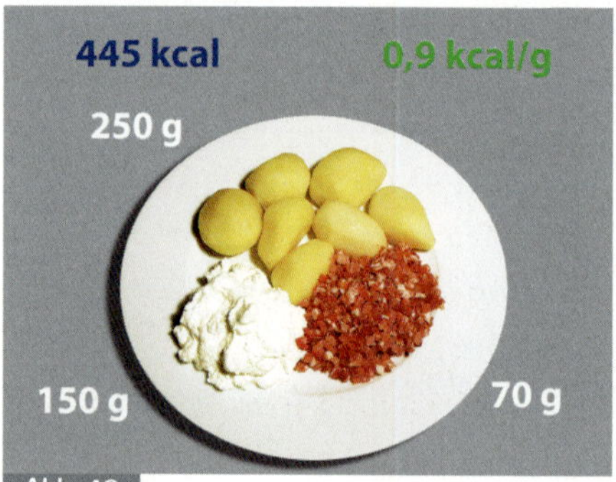

Abb. 48

Pfannkuchen

Pfannkuchen sind als eigenständige Hauptmahlzeit sehr beliebt. Sie lassen sich entweder als süße Variante mit Obst kombinieren oder in der herzhafteren Version mit einer Fleisch-/Gemüsefüllung. Pfannkuchen sind problematisch, weil sie selbst in beschichteten Pfannen kaum ohne Fett zu backen sind. Es ergibt sich bereits eine relativ hohe Energiedichte im Vergleich zu Kartoffeln, Reis oder Nudeln. Mit 2,2 kcal/g liegt die Energiedichte in der Größenordnung von Brot. Insgesamt werden egal ob mit Obst oder herzhafter Füllung mindestens 3 Pfannkuchen bei einer Hauptmahlzeit verzehrt. Im Durchschnitt wiegt ein Pfannkuchen ca. 100 g (siehe auch S. 108 Mehlspeisen).

Aufläufe

Rezeptempfehlungen von Aufläufen haben sehr häufig eine sehr gehaltvolle Zusammensetzung. Die Energiedichte ist hoch. Andererseits sind Aufläufe eine sehr beliebte Hauptmahlzeit, da sie einfach und unkompliziert zubereitet werden können und Möglichkeiten zur Verwendung vieler Zutaten bieten.

Eine wichtige Voraussetzung ist, dass alle Zutaten eine etwa gleich lange Garzeit haben, ansonsten müssen einzelne Lebensmittel vorgegart werden. Der Kaloriengehalt und damit die Energiedichte von Aufläufen kann an drei Stellen wesentlich beeinflusst werden. Erstens die Grundzutaten: Hackfleisch mit höherem Fettanteil, Speck, fette Wurst oder Würstchen etc., können die Energiedichte nach oben treiben. Zweitens spielt die Soße eine große Rolle. Enthält sie einen hohen Sahneanteil, steigt die Energiedichte. Drittens ist der Käse, der zum Überbacken zugegeben wird, ein wichtiger Kalorienträger und erhöht die Energiedichte nochmals. Im Folgenden werden einige herkömmliche Rezeptbeispiele aufgeführt. Daneben stehen energieärmere, sehr schmackhafte Versionen.

MERKE: Die Energiedichte kann auf die Hälfte reduziert werden – ohne Geschmacksverlust.

KARTOFFEL-GEMÜSEAUFLAUF
(Zutaten für 4 Personen)

- 500 g Kartoffeln
- 1 grüne, rote und gelbe Paprikaschote (300 g)
- 250 g kleine feste Tomaten
- 300 g Schinkenwurst
- 50 g Butter
- 200 g Sahne
- 3 Eier
- 175 g geriebener Gouda-Käse
- Salz, Pfeffer und andere Gewürze

Pro Person
Verzehrsmenge: 500 g
Kaloriengehalt: 930 kcal
Energiedichte: 1,9 kcal/g

VERÄNDERTE VERSION
(4 Personen)

- 500 g Kartoffeln
- 1 grüne, 2 rote und 1 gelbe Paprikaschote (400 g)
- 300 g kleine feste Tomaten
- 300 g Koch- oder Rohschinken
- 3 Eier
- 200 ml Milch (1,5 %)
- 80 g geriebener Pecorino/Parmesan oder Gouda-Käse
- Salz, Pfeffer und andere Gewürze

Pro Person
Verzehrsmenge: 500 g
Kaloriengehalt: 400 kcal
Energiedichte: 0,8 kcal/g

Zubereitung

Kartoffeln schälen und waschen und mit dem Gurkenhobel oder mit der Brotschneidemaschine in dünne Scheiben teilen. Im kochenden Salzwasser die Kartoffelscheiben ca. 5 Min. blanchieren, herausnehmen und auf ein Küchenpapier legen. Die Paprikaschoten waschen, von den Kerngehäusen befreien und in kleine Streifen oder Stücke zerteilen. Die Kirschtomaten ebenfalls waschen und jede Tomate mit einem Holzstäbchen 2–3-mal einstechen. Den Schinken in 1–2 cm große Würfel schneiden. Eine feuerfeste Form mit etwas Fett auspinseln. Zuerst etwa die Hälfte der Kartoffeln einfüllen, darauf lagenweise Paprikastücke und Schinken sowie Tomaten verteilen und mit den restlichen Kartoffeln bedecken. Die Eier mit der Milch, dem geriebenen Käse, dem Salz und den Gewürzen verquirlen und über den Auflauf gießen. Im Backofen, der auf 180 Grad vorgeheizt ist, den Auflauf auf der unteren Stufe 30 bis 40 Min. garen.

Variante mit Nudeln

Anstelle der Kartoffeln können selbstverständlich auch Nudeln als Kohlenhydratbasis verwendet werden (200 g Trockengewicht entspricht 500 g Verzehrgewicht). Dadurch wird die Energiedichte etwas angehoben und liegt bei 0,9 kcal/g (Abb. 49).

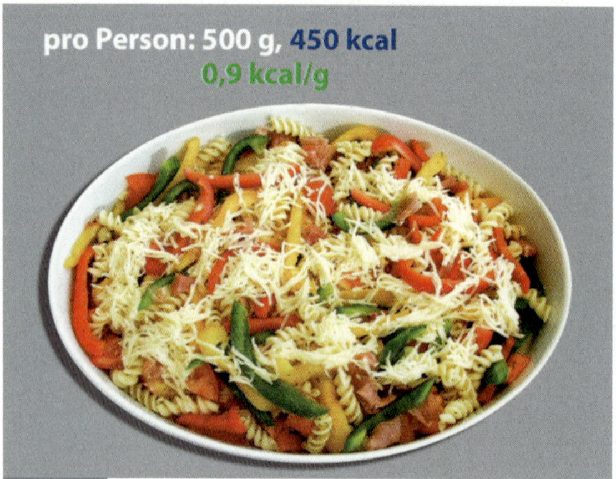

Abb. 49

PIKANTER REISAUFLAUF (4 Personen)		VERÄNDERTE VERSION (4 Personen)	
– 250 g Rinderhackfleisch – 1 Dose Tomaten in Stücken (500 g) – 3 El Olivenöl – 20 g Butter – 1 Zwiebel – 1 TL Oregano – ½ TL Thymian – Salz und Pfeffer nach Geschmack – 600 g Reis (200 g Trockengewicht) – 1 Kugel Mozarella (125 g) – 125 g Parmesan – 125 g Emmentaler – 3 Eier – 100 g Creme fraiche – Gewürze		– 400 g Rinderhackfleisch – 1 Zwiebel – 1 Chili-Schote – 1 EL Olivenöl – 1 Dose Tomaten in Stücken (800 g) – 1 TL Oregano – ½ TL Thymian – Salz und Pfeffer nach Geschmack – 600 g Reis (200 g Trockengewicht) – 100 g geriebener Käse – 3 Eier	
Pro Person		Pro Person	
Verzehrsmenge:	520 g	Verzehrsmenge:	520 g
Kalorienaufnahme:	923 kcal	Kalorienaufnahme:	629 kcal
Energiedichte:	1,8 kcal/g	Energiedichte:	1,2 kcal/g

Zubereitung

Zwiebel schälen und klein schneiden. Chili-Schote ebenfalls in kleine Stücke schneiden. Olivenöl in der Pfanne erhitzen und zunächst Zwiebel und Chili-Schoten glasig anbraten. Anschließend das Hackfleisch dazugeben und braten bis es krümelig ist. Tomaten, Oregano, Thymian, Salz, Pfeffer nach Geschmack hinzufügen. 200 g Reis (Trockengewicht) in ausreichend Salzwasser 20 Min. kochen. Im Durchschlag kalt abspülen und abtropfen lassen. Reis, angebratenes Fleisch in eine Auflaufform geben. Die Eier mit dem Käse verquirlen und alles gut vermischen. Bei 180 Grad ca. 40 Min. backen.

Die veränderte Version bedeutet eine Einsparung von 300 kcal.

BLUMENKOHLAUFLAUF MIT SCHINKEN (4 Personen)

- 1 Blumenkohl (ca. 1 kg)
- 200 g gekochter Schinken
- 50 g Butter
- 1 EL Semmelbrösel
- 40 g Mehl
- 1/4 l Milch
- 250 g Sahne
- 3 Eier
- 100 g Emmentaler gerieben
- Salz, Pfeffer und Gewürze nach Geschmack

Pro Person	
Verzehrsmenge:	520 g
Kalorienaufnahme:	645 kcal
Energiedichte:	1,2 kcal/g

Diese Form des Gemüseauflaufs kann auch mit anderen Gemüsesorten (Brokkoli, Lauch, Kraut etc.) hergestellt werden.

VERÄNDERTE VERSION (4 Personen)

- Blumenkohl ca. 1 kg
- 400 g Schinken
- 3 Eier
- 250 ml Milch
- 40 g Mehl
- 80 g Parmesan

Pro Person	
Verzehrsmenge:	495 g
Kalorienaufnahme:	375 kcal/
Energiedichte:	0,8 kcal/g

Trotz des Zusatzes von sehr viel Fett in Form von Butter und Sahne sowie Käse, ist die Energiedichte des ursprünglichen Rezeptes bereits günstig. Man kann eine weitere Verbesserung erreichen und mit so einem Hauptgericht einen Ausgleich für andere energiereichere Mahlzeiten an diesem Tag schaffen (z.B. nachmittags Kuchen, Weihnachtsplätzchen etc.). Bei ähnlicher Verzehrsmenge werden gut 250 kcal pro Mahlzeit eingespart.

Zubereitung

Den Blumenkohl in kleine Röschen teilen und waschen. In kochendem Salzwasser ca. 5 Min. blanchieren, herausnehmen und auf Küchenpapier legen. Den Schinken in etwa 1 cm große Würfel schneiden.

Eine Auflaufform mit einem Küchenpinsel leicht einfetten, die Eier mit der Milch und dem Mehl, Salz und Gewürzen nach Geschmack, verquirlen. Als Variante können auch Eigelb und Eiweiß getrennt werden, so dass zunächst nur Eigelb, Milch und Mehl verquirlt werden und anschließend das steif geschlagene Eiweiß untergehoben wird. Blumenkohl, Schinken sowie die Milch/Eiermischung in die Auflaufform geben, mit Parmesan bestreuen und bei 180 Grad 30–40 Min. backen.

Pizza

Pizza gehört zu den sehr beliebten Gerichten und wird zu den verschiedensten Tageszeiten konsumiert. Die vielfältigen Angebote im Schnellimbissbereich ermöglichen heute, das Stück Pizza schnell zwischendurch zu essen, was zu einem höheren Kalorienkonsum verführt.

Pizza kommt im Wesentlichen über drei Wege auf unseren Teller. Erstens die selbstgemachte Pizza, zweitens die fertige Tiefkühl-Pizza aus dem Supermarkt, drittens die Pizza zum Mitnehmen aus dem Restaurant. Die letztere Variante ist am schwersten bezüglich ihres Energiegehalts und ihrer Zusammensetzung zu beurteilen.

TIPP: Mangels genauer Angaben sollte man, wenn möglich, auf den Verzehr von Pizza im Schnellimbiss verzichten.

Tiefkühl-Pizza

Pizza aus dem Tiefkühlfach des Supermarktes wird in drei Größenordnungen angeboten. Die Standardversion hat ein Gewicht von 350–400 g pro Pizza. Dann gibt es die größere Pizza, die auch für mehrere Personen gedacht ist und 760 g wiegt. Bei Piccolinis befinden sich neun Pizzastücke à 30 g in einer Packung, so dass insgesamt 270 g pro Packung verzehrt werden können. Die Familien-Pizza mit 760 g ist als Einzelportion zu groß. Die kleinen Stücke zu 30 g haben den Vorteil, dass man die Portionsgröße individuell anpassen und verschiedene Geschmacksvarianten miteinander kombinieren kann. Die Energiedichte der Tiefkühl-Pizzen schwankt zwischen 2,1 und 2,9 kcal/g. Dann gibt es auch Low-Fat-Pizza. Sie zeichnet sich durch einen deutlich reduzierten Fettanteil aus und hat eine Energiedichte von 1,6–1,9 kcal/g. Legt man für eine Hauptmahlzeit eine sättigende Verzehrsmenge von 400 g zu Grunde, ergibt sich für die normale Pizza ein Energieeintrag von 1.000 kcal pro Mahlzeit. Das ist deutlich über dem Durchschnitt, der üblicherweise beim Mittag- oder Abendessen verzehrt werden sollte. Pizza mit niedrigem Fettgehalt (Low Fat) käme in den oberen Grenzbereich dessen, was tolerabel ist, wenn man Gewicht reduzieren will. Eine Alternative besteht darin, Pizza selber zu backen.

Im Vergleich zur gekauften Pizza ist ein deutlich niedrigerer Energiekonsum bei identischer Verzehrsmenge möglich. Soll diese insgesamt größer werden, kann man leicht Schinken oder Wurst mit niedriger Energiedichte und mehr Gemüse für den Belag hinzufügen. Es ist zu beachten, dass bei dieser Pizza normaler Käse (~3,8 kcal/g) eingesetzt wird, der sich gut schmelzen lässt. Fettarmer Käse lässt sich manchmal schlecht schmelzen. Die Wahl des verwendeten Käses sollte jeder nach persönlichem Geschmack entscheiden.

SELBSTGEMACHTE PIZZA

Grundrezept Hefeteig
- 500 g Mehl
- 1 TL Zucker
- 20 g Hefe
- 1 TL Salz
- 1 EL Olivenöl
- 340 ml Wasser

Teigmenge:	880 g
Energiegehalt:	1825 kcal
Energiedichte:	2,1 kcal/g

FÜR EINE PORTION PIZZA (Abb. 50)

- 150 g Hefeteig
- 50 g Schinken (Koch- oder Rohschinken)
- 10 g Salami
- 30 g Paprika
- 20 g Zwiebeln
- 100 g Tomaten
- 50 g Käse
- Thymian, Oregano oder andere Gewürze und Salz nach Geschmack hinzufügen.

Pro Person

Verzehrsmenge:	400 g
Energiegehalt:	604 kcal
Energiedichte:	1,5 kcal/g

Zubereitung

Mehl (Typ 405) in eine Rührschüssel geben und in der Mitte eine Mulde formen. Die Hefe hineinbröckeln, mit einem TL Zucker bestreuen und lauwarmes Wasser dazugeben. Die Schüssel mit einem Tuch abdecken und am besten in der Nähe der Heizung ca. 30 Min. stehen lassen. Anschließend Salz und Olivenöl zugeben und die ganze Masse zu einem elastischen Teig verkneten. Der Teig ist gut, wenn er sich leicht von der Schüsselwand löst. Den verkneteten Teig nochmals zugedeckt eine halbe Stunde gehen lassen.

Der Hefeteig kann auch fertig aus dem Kühlregal erworben werden (unbedingt Kalorienangabe beachten). Anschließend den Teig mit bemehlten Fingern auf einem Backblech dünn auslegen, mit Schinken und Gemüse belegen, mit Salz und Gewürzen bestreuen, das Ganze mit dünn geschnittenem Käse belegen und ca. 30 Min. bei 200 °C auf mittlerer Schiene backen. (Abb. 50)

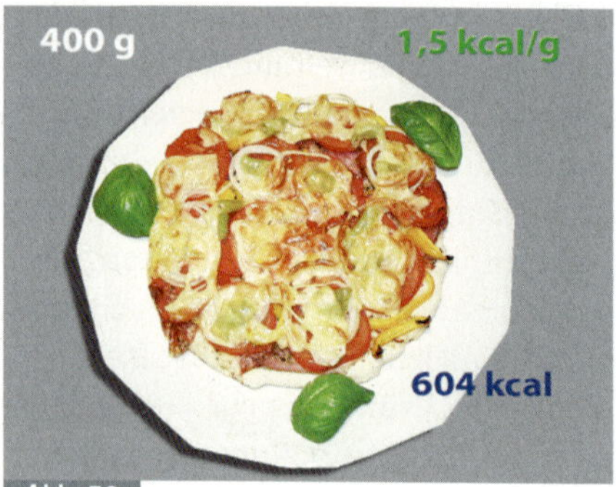

Abb. 50

Eierspeisen

Eier werden entweder weichgekocht, dann meistens zum Frühstück oder als Rühr- oder Spiegeleier gegessen. Die Energiedichte eines Hühnereies beträgt 1,5 kcal/g. Bei Spiegeleiern wird auch etwas vom Bratfett verzehrt. Das ist unvermeidbar. Verzehrt man Spiegeleier mit Salzkartoffeln, wird die Energiedichte über den Kartoffelanteil reduziert. Am ungünstigsten ist die Kombination mit Brot. Für eine Verzehrsmenge von 400 g kann man 3 Eier à 60 g und zusätzlich 220 g Salzkartoffeln essen; das sind 424 kcal, was insgesamt einer Energiedichte von 1,1 kcal/g entspricht. Insgesamt eine sehr günstige Kombination (Abb. 51).

Bei einer identischen Menge Bratkartoffeln beträgt die Energiedichte 1,4 kcal/g und die Gesamtkalorienzufuhr 554 kcal. Mit Brot steigt sie auf 1,9 kcal/g und die Kalorienzufuhr liegt bei 754 kcal pro Mahlzeit.

MERKE: Brot ist aufgrund seiner hohen Energiedichte die ungünstigste Kohlenhydratbeilage.

Omelett

Ebenfalls sehr günstig ist eine Eierspeise mit Gemüse. Diese kann sehr schmackhaft zubereitet werden und hat eine sehr niedrige Energiedichte (Abb. 52).

Eine größere Verzehrsmenge kann über mehr Gemüse und Ei bei gleicher Energiedichte sehr leicht erreicht werden. Bei dieser Kombination kann durch den Zusatz von Koch- oder Rohschinken eine Geschmacksvariante eingefügt werden. Ersetzt man 50 g Gemüse durch 50 g Schinken, liegt die Kalorienaufnahme bei 370 kcal, was einer Energiedichte von 0,9 kcal/g entspricht und immer noch sehr günstig ist. Ein Vorteil dieser Kombination ist, dass sie auch ohne zusätzliche Kohlenhydrate gut schmeckt. Eine ähnliche Kombination

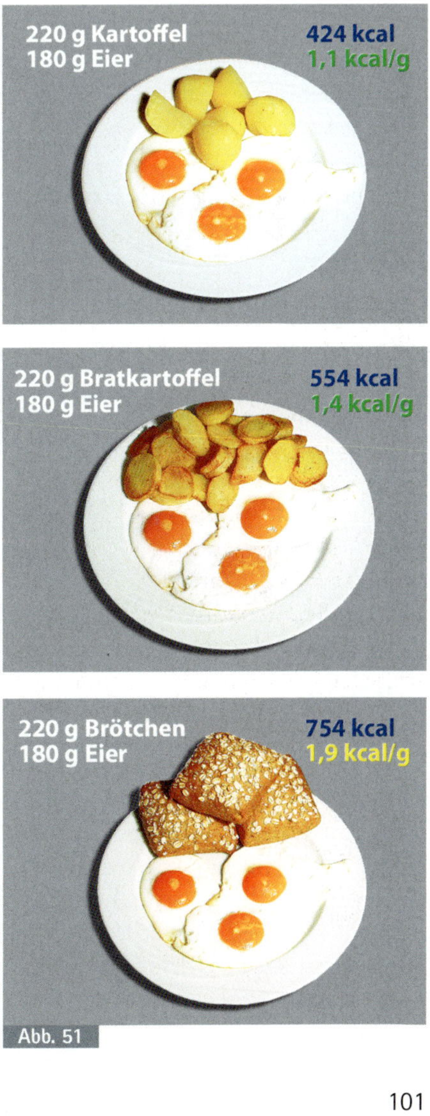
220 g Kartoffel
180 g Eier
424 kcal
1,1 kcal/g
220 g Bratkartoffel
180 g Eier
554 kcal
1,4 kcal/g
220 g Brötchen
180 g Eier
754 kcal
1,9 kcal/g

Abb. 51

hat man beim so genannten Bauernfrühstück, bestehend aus Eiern, Kartoffeln und Speck. Das ist die klassische Variante. Unter dem Aspekt einer Gewichtsreduktion kann Speck leicht durch Rohschinken ersetzt werden, der ebenfalls sehr gut schmeckt.

BAUERNFRÜHSTÜCK

- 3 Eier
- 50 g Schinkenwürfel
- 200 g Kartoffeln

Pro Person	
Verzehrsmenge:	430 g
Kalorienaufnahme:	595 kcal
Energiedichte:	1,4 kcal/g

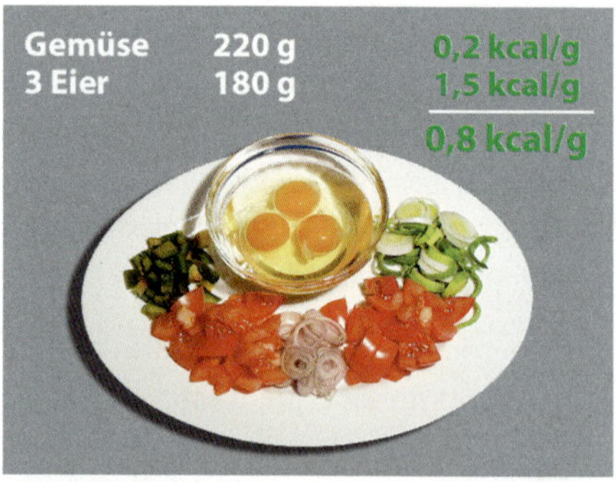
Gemüse 220 g 0,2 kcal/g
3 Eier 180 g 1,5 kcal/g
0,8 kcal/g

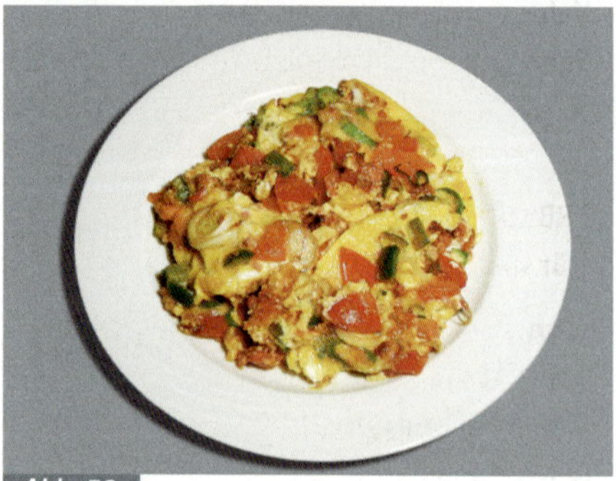

Abb. 52

Zubereitung

Kartoffeln (Salz- oder Pellkartoffeln) in nicht zu dünne Scheiben schneiden und in einer mit wenig Fett bepinselten Teflon-beschichteten Pfanne auf einer Seite knusprig anbraten; anschließend Kartoffeln wenden, gleichzeitig die Schinkenwürfel zugeben und alles fertig braten. Eier verquirlen, mit Salz und weiteren Gewürzen abschmecken und über die Kartoffeln mit dem Schinken geben. Bei leicht reduzierter Hitze ausbacken.

Eintöpfe

Eintöpfe sind sehr beliebt. Sie sind in der Zubereitung einfach und man kann auch auf fertige Eintöpfe aus Dosen zurückgreifen.

Der sättigende Effekt eines Eintopfes hängt sehr stark von der Konsistenz ab. Je mehr Bestandteile in bissfestem Zustand sind, desto länger verweilen sie im Magen, desto größer ist der Sättigungseffekt. Am schlechtesten ist die Sättigung, wenn alle Bestandteile püriert werden. Derartig zubereitete Eintöpfe werden, wie andere Suppen auch, sehr schnell aus dem Magen entleert, weil die Zerkleinerungsarbeit nicht mehr notwendig ist. Dies sollte bei der Auswahl des jeweiligen Eintopfes berücksichtigt

GEMÜSEEINTOPF (für 4 Personen)

- 400 g Kartoffeln
- 300 g Karotten
- 100 g Sellerie
- 300 g Lauch
- 200 g grüne Bohnen
- 100 g Erbsen
- 600 g mageres Rindfleisch
- Flüssigkeit (Wasser oder Gemüsebrühe) auffüllen, damit alles bedeckt ist.
- Salz, Gewürze

Pro Person
Verzehrsmenge: 600 g
Kaloriengehalt: 350 kcal
Energiedichte: 0,6 kcal/g

werden. Ideal ist ein Gemüseeintopf, bei dem das Gemüse noch in Stücken und nicht zu sehr zerkocht ist. Diesem kann ein größeres Stück mageres Rindfleisch zugefügt werden, so dass eine gute sättigende Wirkung entsteht, bei gleichzeitig niedrigem Kaloriengehalt.

Zubereitung

Rindfleisch in Würfel schneiden und in Gemüsebrühe zunächst 30 min dünsten. Anschließend das Gemüse hinzufügen, mit Gemüsebrühe auffüllen bis alles bedeckt ist und weitere 30–40 Min. bei mäßiger Hitze garen. Anschließend mit Salz und Gewürzen abschmecken.

ERBSENEINTOPF KLASSISCH
(für mindestens 4 Personen)

- 500 g getrocknete ungeschälte Erbsen
- 1 Zwiebel
- 2 große Kartoffeln
- 1 Karotte
- 1 Stück Sellerie
- 200 g gerauchter Bauchspeck
- 2 Paar Würstchen (200 g)
- 2 l Wasser oder Gemüsebrühe
- Salz, Pfeffer, Majoran

Pro Person
Verzehrsmenge: 600 g
Kaloriengehalt: 540 kcal
Energiedichte: 0,9 kcal/g

ERBSENEINTOPF VARIANTE
(für mindestens 4 Personen)

Dieser Erbseneintopf lässt sich in der Energiedichte noch verbessern, wenn anstelle des geräucherten Bauchspecks und der Würstchen 400 g geräuchertes Kasseler-Fleisch eingesetzt wird.

Pro Person
Verzehrsmenge: identisch
Kaloriengehalt: 360 kcal
Energiedichte: 0,6 kcal/g

Zubereitung

Erbsen über Nacht in kaltem Wasser einweichen. Karotten und Zwiebeln in kleine Stücke schneiden. Eingeweichte Erbsen mit Karotten, Sellerie und Zwiebeln in ausreichend Gemüsebrühe ca. 1 Stunde garen. Anschließend Kartoffeln (ca. 1 cm-

Würfel), Bauchspeck bzw. Kasseler-Fleisch hinzugeben und eine weitere Stunde bei mäßiger Hitze garen. Würstchen kurz vor Ende der Garzeit hinzugeben. Abschließend mit Salz und Gewürzen abschmecken. Sellerie im Stück lassen und je nach Geschmack anschließend entfernen.

Pfannengerichte

Den Eintöpfen verwandt sind Pfannengerichte, bei denen Fleisch und Gemüse mit einem gewissen Kohlenhydratanteil zubereitet werden, aber weniger flüssig als die suppenartigen Eintöpfe sind.

Zubereitung

Paprikaschoten waschen, entkernen und in kleine Stücke schneiden. Zwiebeln schälen und ebenfalls in kleine Stücke schneiden. Beides im heißen Öl kurz anbraten, bis die Zwiebeln leicht glasig sind, anschließend Hackfleisch zugeben und alles unter ständigem Wenden weiter braten bis das Fleisch krümelig ist. Geschälte Tomaten zugeben und 5–10 Min. bei mäßiger Hitze weitergaren. Mit Salz und Gewürzen abschmecken. Parallel den Reis (270 g Trockengewicht) in Salzwasser 20 Min. kochen. Den abgespülten Reis zusammen mit dem Mais in der Pfanne mit dem Fleisch und dem Gemüse vermischen und bei mäßiger Hitze 5 Min. weitergaren (gelegentlich durchmischen, um Ansetzen am Pfannenboden zu verhindern).

HACKPFANNE
(für mindestens 4 Personen)

- 600 g Hackfleisch
- 1 El Öl
- 4 Paprikaschoten
- 2 Zwiebeln
- Tomaten geschält (350 g)
- 800 g Reis gekocht
- Mais (150 g)

Pro Person

Verzehrsmenge:	500 g
Kalorienzufuhr:	600 kcal
Energiedichte:	1,2 kcal/g

MERKE: Eintöpfe, Pfannengerichte sowie Aufläufe können mit einer günstigen Energiedichte hergestellt werden und haben dann einen hohen Sättigungswert bei geringer Kalorienaufnahme.

Geschmackliche Veränderungen lassen sich erzielen, indem man Hack durch mageres Rind- oder Schweinefleisch bzw. Geflügel austauscht. Des Weiteren kann das Verhältnis zwischen Reis und Gemüse zugunsten des Gemüses verändert werden.

Suppen

In ihrer klassischen dünnflüssigen Form haben Suppen nahezu keinen Sättigungseffekt, da sie sehr schnell den Magen verlassen. Sie sollten soweit wie möglich gemieden werden, wenn man abnehmen möchte.

MERKE: Suppen sind mehr Dickmacher als Sattmacher.

Desserts

Desserts erfreuen sich großer Beliebheit bei jung und alt. In erster Linie verdanken sie dies dem süßen Geschmack. Sie gelten als Abrundung eines jeden guten Essens.

Trotz bereits eingetretener Sättigung durch Vor- und Hauptspeisen haben wir eigentlich nie das Gefühl, kein Dessert zu „schaffen". Das hängt sicherlich mit der Konsistenz zusammen. Desserts sind meist cremig, erfordern keine oder nur ganz wenig Kauarbeit, rutschen leicht hinunter, man hat das Gefühl, dass noch ein bisschen Platz im Magen für diese Leckereien ist. Eine Gefahr für jeden! Desserts können in verschiedene Gruppen unterteilt werden.

Pudding und Cremes

Pudding und Cremes können entweder selber gekocht (z.B. Grießpudding), aus Puddingpulver warm oder kalt angerührt oder als fertiges Produkt aus dem Kühlregal des Supermarktes entnommen werden.

Bei Betrachtung der Energiedichte sieht man, dass die meisten Produkte eine vergleichbare und durchaus günstige Energiedichte in der Größenordnung von 0,5 bis 1,6 kcal/g haben. Die hausgemachten Varianten können höher liegen. Zu beachten ist der Zuckergehalt bei den jeweiligen Zubereitungen, der zur Insulinstimulation beiträgt. Diese entfällt, wenn man statt des Zuckers Pudding mit Süßstoff herstellt. Der Sättigungseffekt von Pudding und Cremes ist nicht besonders hoch. Die kommerziell angebotenen fertigen Produkte liegen in der Größenordnung von 125–150 g pro Becher oder mehr. Erfahrungsgemäß werden die eingekauften Portionen auch vollständig verzehrt.

Allerdings bietet der Handel auch kleinere Portionen (70 g) an. Deshalb empfiehlt es sich, bereits beim Einkauf auf kleinere Portionen zu achten, um die zusätzliche Kalorienzufuhr in Grenzen zu halten. Die Zubereitung von Pudding und Cremes aus entsprechenden Pulvern ergibt in der Regel 4 Portionen. Die Menge verzehrt aber auch leicht eine Einzelperson, denn Pudding und Cremes „gehen immer noch", **trotz Sättigung.**

TIPP: Werden die Cremes selber hergestellt, empfiehlt es sich, das Rezept zu modifizieren und nur mit Milch, ohne Zusatz von Sahne zu arbeiten.

FRUCHTCREME AUF JOGHURTBASIS
(für 4 Personen)

- 120 g Erdbeeren oder Himbeeren
- 2 EL Orangensaft
- 60 g Zucker
- 4 Blatt Gelatine
- 250 g Joghurt, 3,5 %

Pro Person	
Verzehrsmenge:	110 g
Kaloriengehalt:	110 kcal
Energiedichte:	1,0 kcal/g

Zubereitung

Beeren zerkleinern und mit Orangensaft, Zucker und Joghurt verrühren. Gelatine einweichen, erwärmen und unter die Joghurtmasse ziehen, kaltstellen. Anstelle von Joghurt kann auch Quark verwendet werden.

Oft wird für derartige Rezepte der Zusatz von Sahne empfohlen, was zwangsläufig zu einer Erhöhung der Energiedichte führt. Als Geschmacksvariante können 2 EL eines aromaintensiven Rums hinzufügt werden. Dadurch wird die Energiedichte nicht wesentlich verändert. Die im Handel angebotenen Desserts sind meistens ebenfalls sehr günstig. Das gleiche gilt für Naturjoghurt. Beim Fruchtjoghurt sollte nicht nur auf den Fettgehalt, sondern auch auf die Gesamtkalorien geachtet werden.

Eis

Eis ist nicht nur im Sommer sehr beliebt, sondern wird gerne während des ganzen Jahres verzehrt. Fruchteis und Sorbets sind im niedrigenergetischen Bereich. Größerer Beliebtheit erfreuen sich jedoch Milch- und Sahneeisvarianten. In Abhängigkeit vom Fettanteil liegt eine sehr unterschiedliche Energiedichte bei diesen Eissorten vor. Sie erstreckt sich zwischen 0,9 und 3,9 kcal/g, was eine erhebliche Spanne darstellt. Bei allen Eissorten ist es deshalb besonders wichtig, auf die Angaben der Verpackung zu achten. Durch die richtige Auswahl können große Einspareffekte erzielt werden. Die üblichen Verzehrsmengen liegen in der Regel zwischen 120 und 180 g. Das bedeutet, dass pro Portion Unterschiede in der Größenordnung von 100 bis 300 kcal, in Abhängigkeit von der jeweiligen Energiedichte, leicht entstehen können. Insbesondere muss man bedenken, dass diese Dessert-Kalorien immer zusätzlich konsumiert werden und zu diesem Zeitpunkt der Mahlzeit nicht mehr durch Sättigungssignale gesteuert sind.

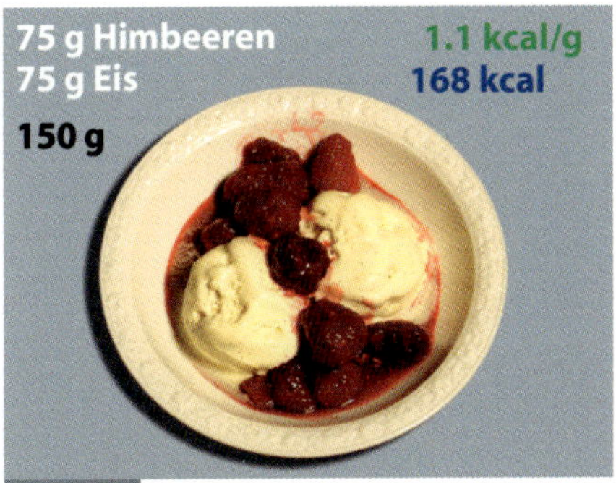

Abb. 53a

Eine Möglichkeit, die Energieaufnahme im Rahmen eines Eisdesserts zu reduzieren, besteht in der Kombination von Eis mit Früchten. Die Abb. 53a zeigt die klassische Kombination von Eis mit Himbeeren. Bei einer Verzehrsmenge von 150 g liegt die Energiedichte im günstigen niedrigenergetischen Bereich. Andere Fruchtsorten können selbstverständlich auch für die Kombination verwendet werden.

Mehlspeisen

Mehlspeisen sind sehr energiehaltig. Ein Kaiserschmarren hat bei einer Verzehrsmenge von 150 g 360 kcal, was einer Energiedichte von 2,4 kcal/g entspricht. Damit liegt der Kaiserschmarren im Bereich der Energiedichte von Brot.

Pfannkuchen sind bereits im Rahmen der kohlenhydratreichen Hauptgerichte (Seite 94) angesprochen worden. Die Abb. 53b und 53c illustriert, wie Pfannkuchen, durch niedrigenergetische Marmelade bzw. Kompott günstig kombiniert werden können. Die Energiedichte liegt zwar noch nicht im grünen, aber doch immerhin im unteren gelben Bereich. Damit sind Pfannkuchen günstiger als Kaiserschmarrn.

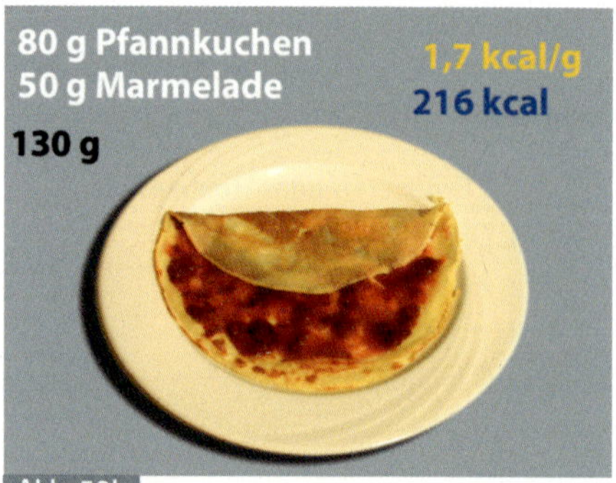
80 g Pfannkuchen
50 g Marmelade
130 g
1,7 kcal/g
216 kcal
Abb. 53b

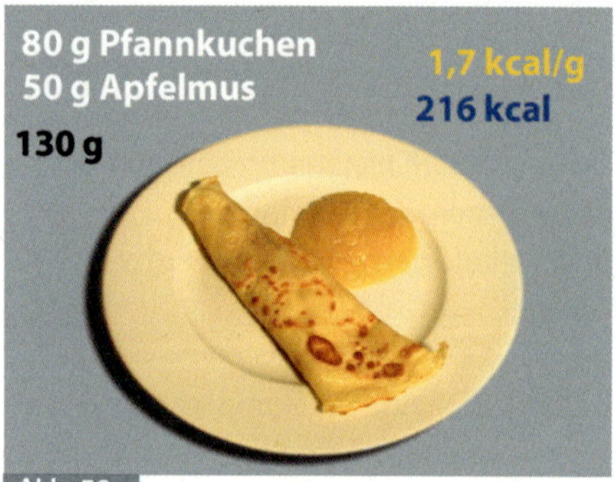
80 g Pfannkuchen
50 g Apfelmus
130 g
1,7 kcal/g
216 kcal
Abb. 53c

Zubereitung Kaiserschmarrn

Die Rosinen in Rum einweichen. Eier trennen, Milch, Zucker und Eigelb verquirlen und mit dem Mehl zu einem dünnflüssigen Teig verrühren. Die Eiweiße mit dem Salz steif schlagen und vorsichtig unter den Teig ziehen. In eine große, mit Fett ausgepinselte Pfanne den Teig hinein geben, bei mittlerer Hitze ca. 5–7 Min. backen lassen und die Rosinen darüber streuen. Sobald die Unterseite fest ist, den Schmarrn wenden und bei schwacher Hitze weitere 7–10 Min. fertig backen. Den Teig mit 2 Gabeln in kleine Stücke reißen und servieren. Gegebenenfalls mit Kompott verzehren.

KAISERSCHMARRN (für 4 Personen)

- 70 g Rosinen
- 1 El Rum
- 4 Eier
- ¼ l Milch
- 40 g Zucker
- 160 g Mehl
- 1 Prise Salz
- 50 g Butter

Zubereitung Quarkauflauf

Eier trennen, Eigelb mit Zucker und dem Inhalt der Vanilleschote und dem Rum schaumig rühren, die Eiweiße steif schlagen. Dann den Quark unter die Eigelbcreme rühren und anschließend den Eischnee unter die Masse heben. In eine mit etwas Fett ausgepinselte Auflaufform die Masse einfüllen und auf der unteren Schiene 40–45 Min. bei 170 Grad backen bis Oberfläche goldbraun ist.

Eine Alternative mit geringerer Energiedichte wäre ein QUARKAUFLAUF (für 4 Personen)

- 4 Eier
- 100 g Zucker
- 1 Vanilleschote
- 2 EL Rum
- 250 g Magerquark

Pro Person	
Verzehrsmenge:	150 g
Kalorienaufnahme:	260 kcal
Energiedichte:	1,7 kcal/g

Obst und Grützen

Durch gleichzeitigen Verzehr von Obst oder Kompott kann die Menge an Mehlspeisen reduziert und die Energiedichte günstiger gestaltet werden. Obstsalat alleine ist noch besser. Man muss etwas Zucker einberechnen, so dass die Energiedichte zwischen 0,7 und 1,0 kcal/g liegt. Damit ist der Obstsalat vergleichbar mit Pudding und Cremes. Werden dem Obstsalat Nüsse zugesetzt, wird er zusätzlich mit Sahne verziert, erhöht sich der Kalorieneintrag erheblich. Kompott bzw. Grützen liegen in einem ähnlichen Bereich (1,0 kcal/g) wie andere Fertigdesserts.

TIPP: Verpackungseinheiten von maximal 150 g bevorzugen.

Fruchtsoßen

Im Lebensmittelhandel werden zahlreiche Fruchtsoßen angeboten, die als Ergänzung zu Eis, Mehlspeisen, Puddings und Cremes verzehrt werden können. Die Energiedichte dieser Fruchtsoßen liegt um 2,0 kcal/g, was höher ist als einige Vanille- und Schokosoßen.

Eine Alternative ist die Herstellung von Fruchtsoßen durch Pürieren von frischem oder auch tiefgefrorenem Obst. Je nach Geschmack können diese selbst hergestellten Soßen dickflüssiger oder durch Wasserzugabe auch dünnflüssiger gestaltet werden. Bei zahlreichen Obstsorten ist ein Zuckerzusatz aus geschmacklichen Gründen erforderlich. In der Regel werden 10–20 g Zucker pro 100 g Fruchtmasse benötigt (Himbeeren bis Brombeeren). Das muss jeder nach Geschmack entscheiden. Die Energiedichte beträgt beim Zusatz von 10 g Zucker 0,5 kcal pro Gramm und bei 20 g Zucker 0,9 kcal pro Gramm. Alternativ kann auch Süßstoff verwendet werden, wodurch die Energiedichte nochmals reduziert wird.

Kalte Mahlzeiten (Brotzeiten)

Bei den Brotzeiten, die mittags und abends gegessen werden, ist wie schon beim Frühstück erwähnt, das Verhältnis von Brot zu Belag sehr wichtig. Bei den Mahlzeiten zu späterer Tageszeit wird im Gegensatz zum Frühstück meist ein pikanter Belag gewählt, Marmelade, Honig und andere süße Beläge bleiben im Hintergrund.

Wurstwaren

Bezüglich der Wurstwaren als Belag, sind alle wichtigen Punkte beim Frühstück erwähnt. Ergänzend müssen Würstchen als Weißwürste, Wiener Würste, Regensburger, etc. sowie Fleischkäse berücksichtigt werden. Bei allen Würsten war bisher, bedingt durch den großen Fettgehalt, eine hohe Energiedichte nicht zu vermeiden. Die Auswirkung der fettarmen Zubereitung von Wurstwaren auf die Reduktion der Kalorienaufnahme, ist schon bei den Bratwürsten (siehe Abb. 40) dargestellt worden.

Der gleiche Unterschied besteht auch bei Weißwürsten (Abb. 54) und Salamiähnlichen Würsten wie den dargestellten Pfefferbeißern (Abb. 55) aus der **„viel-Leicht“**-Produktlinie.

Beim Fleischkäse verhält es sich ähnlich wie bei Würsten. Auch hier ist üblicherweise die Energiedichte entsprechend hoch (3,0 kcal/g), so dass bisher als

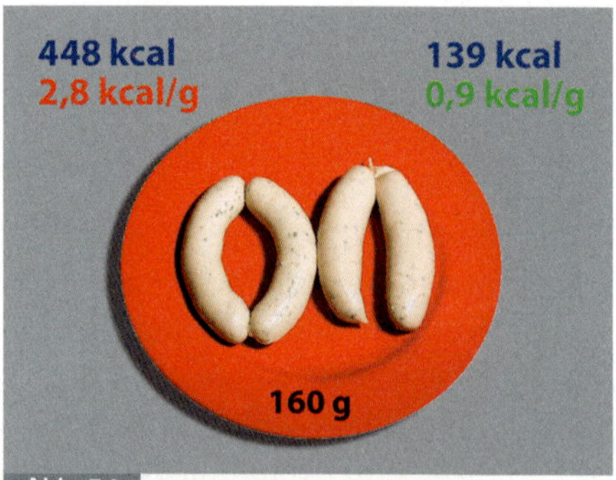

Abb. 54

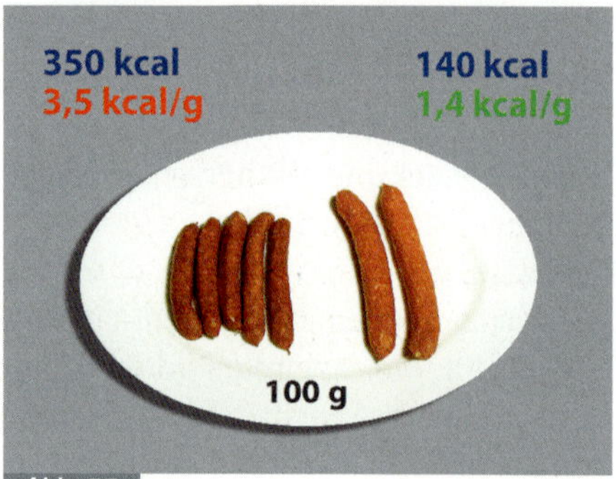

Abb. 55

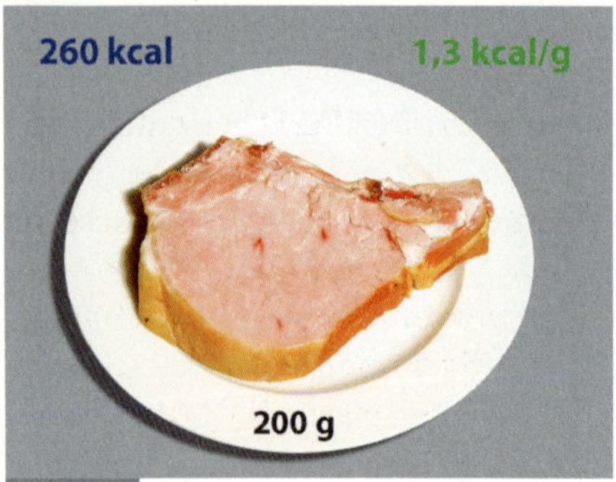

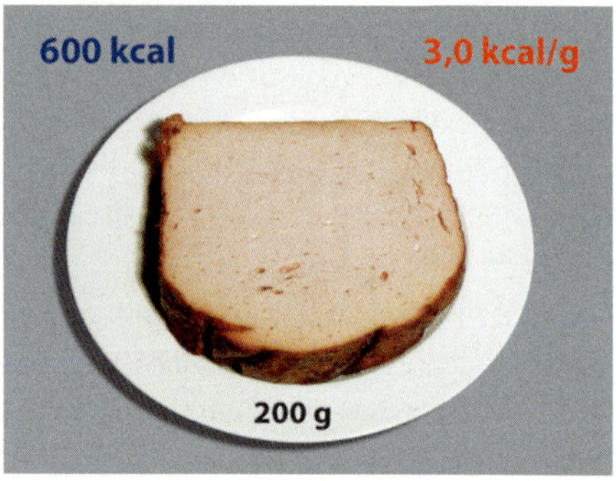

Abb. 56

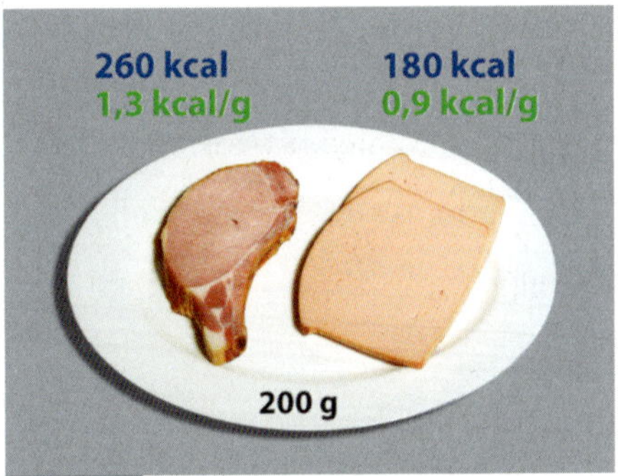

Abb. 57

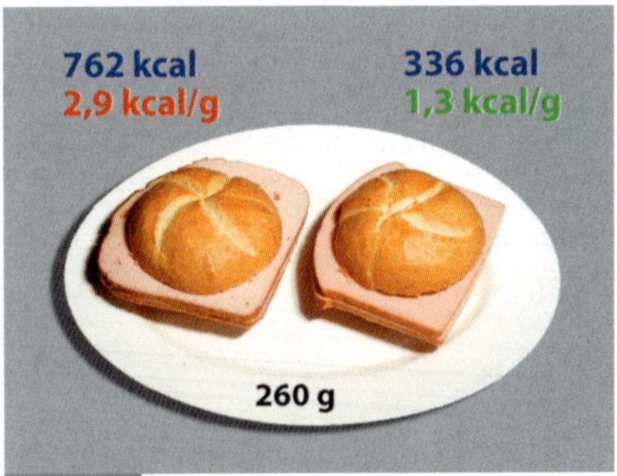

Abb. 58

Alternative für die Brotzeit anstelle von Leberkäse besser ein Rippchen verzehrt werden sollte (Abb. 56).

Die neue Generation von Fleischkäse, mit einer Energiedichte von 0,9 kcal/g, gestattet jetzt auch wieder den Verzehr einer großen Portion Leberkäse, da selbst im Vergleich zum Rippchen fast weitere 100 kcal eingespart werden können (Abb. 57). Selbst die beliebte Leberkässemmel ist damit eine weitestgehend unproblematische Brotzeit, da bei Verwendung des fettarmen Leberkäses mehr als die Hälfte der Kalorien gespart werden kann (Abb. 58).

Käse

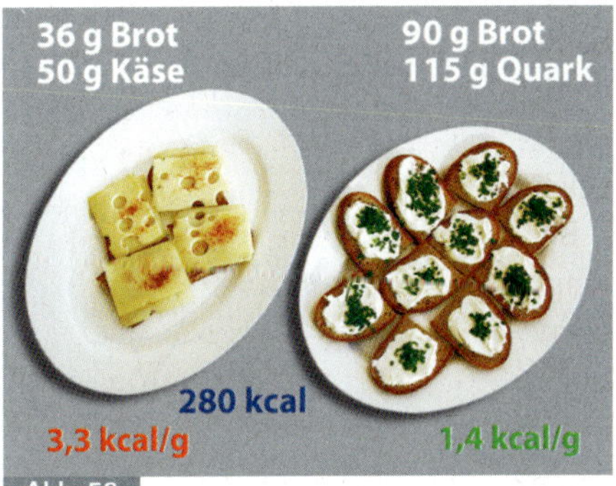

Abb. 59

Beim Käse gilt ebenfalls das, was bereits beim Frühstück aufgeführt ist. Wenn aus geschmacklichen Gründen energiedichtere Käsesorten gewünscht sind, sollten solche mit intensivem Käsegeschmack ausgewählt und in dünnen Scheiben gegessen werden. Selbst fettärmere Käsesorten haben eine relativ hohe Energiedichte. Sie werden aus geschmacklichen Gründen aber häufig nicht akzeptiert. In jedem Fall bleiben Frischkäse und Quarkzubereitungen die beste Alternative, die man sehr gut mit Brot und Gemüsekombinationen bei kalten Mahlzeiten mittags oder auch abends verzehren kann (s. Frühstück). Wie Abb. 59 zeigt, ist die Essensmenge bei Quarkbroten mehr als doppelt so groß im Vergleich zu einer Menge an Käsebrot mit gleicher Kalorienzahl.

Gerade Weichkäse (Camembert, Gorgonzola etc.) werden auf Brot gerne dick aufgetragen, was den Energiegehalt deutlich erhöht. Der hohe Energiegehalt beim Schnittkäse wird massiv unterschätzt. Ein Blick in die Tabelle zeigt, dass selbst die Leberwurst weniger kalorienreich und energiedicht ist, als sehr viele Käsesorten. Außerdem kommt dazu, dass man die fetten Wurstsorten wie Leberwurst nie ohne Brot isst, hingegen den Hart- und auch den Weichkäse sehr wohl in größeren Portionen ohne Brot und schnell mal zwischendurch verzehrt.

MERKE: Ein besonderes Problem, gerade am Abend, ist der Verzehr von Käse in größeren Stücken. Das führt zu wenig kalkulierbaren Verzehrsmengen mit hoher Energiedichte.

Fisch

Fisch wird zwar nicht so häufig zu den kalten Brotzeiten verzehrt wie Wurst und Käse, muss aber trotzdem berücksichtigt werden. Insbesondere weil die verschiedenen Zubereitungsarten von Fisch mit verschiedenen Soßen zu erheblichen Energiedichten führen. Legt man als Schnittpunkt eine Energiedichte von 1,5 kcal/g zugrunde, sieht man in den Energiedichtetabellen, dass nicht besonders viele Fischwaren für eine energiearme Ernährung zur Verfügung stehen.

Die verschiedenen Fischwaren, mit Brot kombiniert, haben eine sehr unterschiedliche Energiedichte. 75 g geräucherte Forelle mit 25 g Vollkornbrot (1,4 kcal/g) sind günstiger, als 25 g Vollkornbrot mit 75 g Matjeshering (2,5 kcal/g).

Vorteilhaft ist auch Hering als selber zubereiteten Salat zu verzehren, in dem man eine entsprechende Kombination mit Äpfeln, Gurken und Joghurt, einschließlich Kräutern (Dill) mit etwas Zitronensaft abschmeckt. Auf diese Art lässt sich die Energiedichte des im Prinzip fetten Fisches (2,7 kcal/g) deutlich mindern.

HERINGSSALAT

- 100 g Hering
- 30 g Apfel
- 50 g saure Gurke
- 150 g Joghurt

Verzehrsmenge:	330 g
Kalorienaufnahme:	385 kcal
Energiedichte:	1,2 kcal/g

MERKE: Beim Einkauf unbedingt den Brennwert auf den Verpackungsangaben berücksichtigen!

Feinkostsalate

Beliebt sind auch die zahlreichen fertig zubereiten Feinkostsalate. Die Energiedichte dieser Salate schwankt erheblich mit Werten von 0,7–3,1 kcal/g. Deshalb auch hier die Brennwerte genau beachten.

Salat als Hauptmahlzeit

Sehr günstig ist der Verzehr von frischem Gemüse, als Salat zubereitet und durch Fleisch, Fisch oder Käse ergänzt (Abb. 60, 61 und 62). Salate ohne jegliche Ergänzung können, aufgrund der niedrigen Energiedichte, ohne Begrenzung der Menge verzehrt werden.

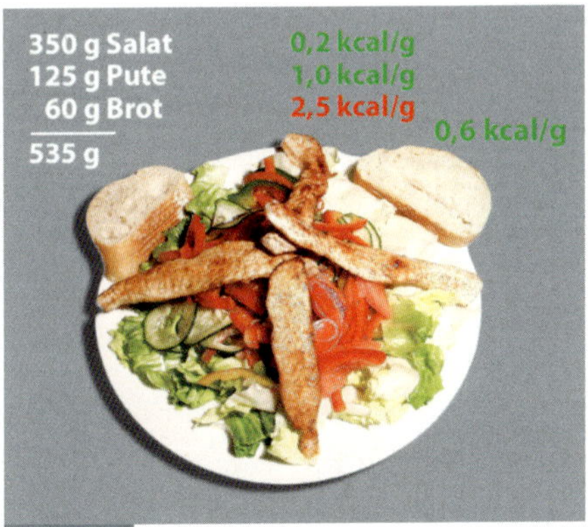

Abb. 60

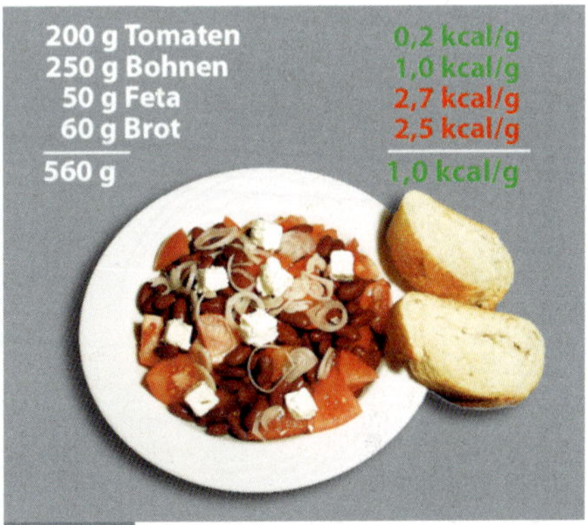

Abb. 61

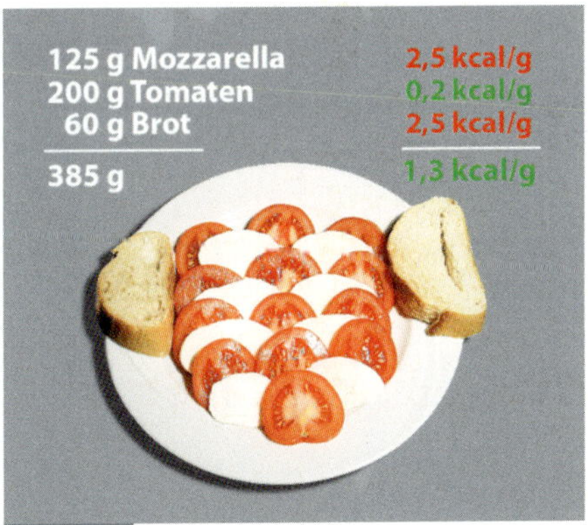

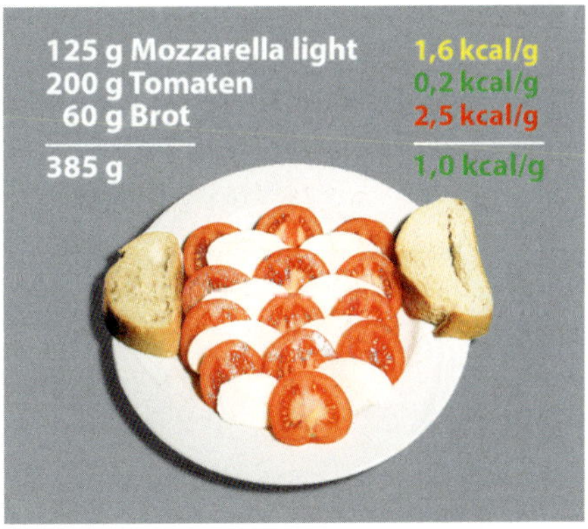

Abb. 62

Kuchen und Gebäck

Kuchen und Gebäck sind beliebte Zwischenmahlzeiten am Nachmittag. Die Bäckerläden sind die bedeutendste Fast-Food-Kette in Deutschland. Bereits der Verzehr eines einzelnen Gebäckstücks bedeutet eine Energiezufuhr von mehreren 100 kcal, wie Abb. 63–66 illustrieren. Das spiegelt sich auch in der Kalorienaufnahme der nachmittäglichen Zwischenmahlzeiten wider, wie die Auswertung einer Vielzahl von Ernährungsprotokollen ergeben hat (s. Abb. 12 und 25b). Solche Gebäckstücke werden gerne auch einmal schnell unterwegs verzehrt. Die Sättigung hält im Allgemeinen

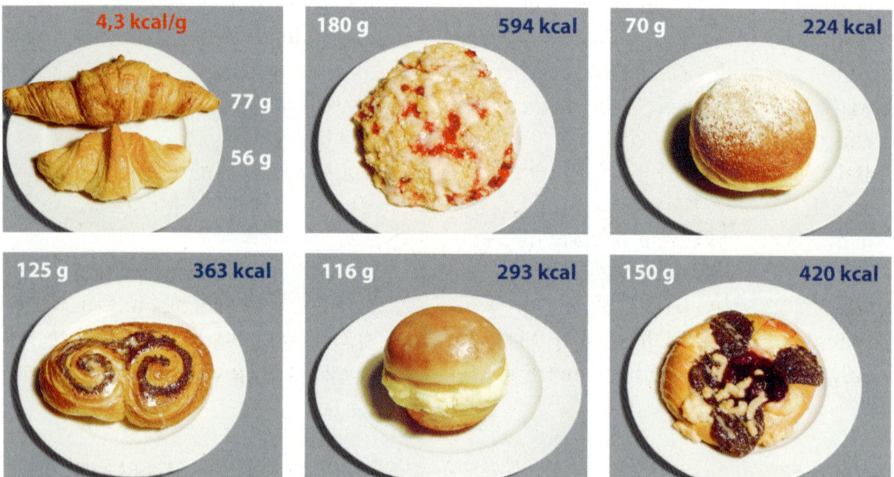

Abb. 63

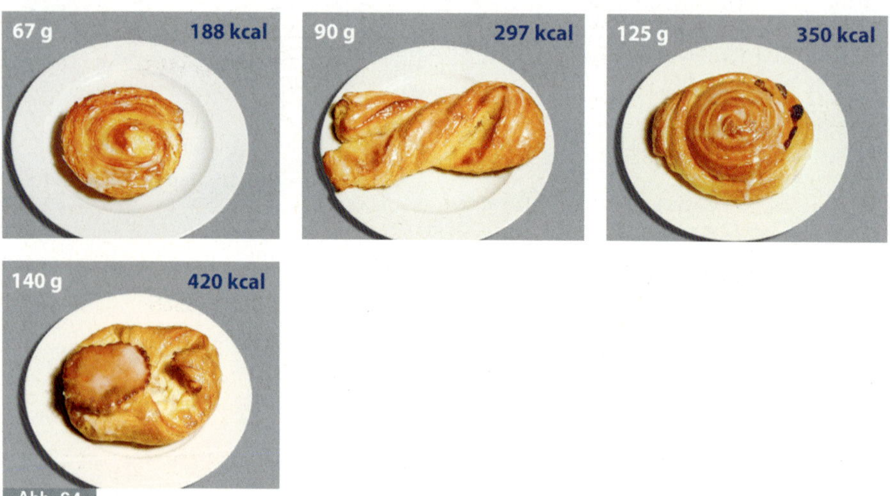

Abb. 64

nicht besonders lange an. Der Beitrag zur täglichen Kalorienaufnahme ist aber sehr hoch (Tab. 1).

Im Vergleich zu den Kuchen haben Kekse den Vorteil, dass sie besser zu portionieren sind, so dass man bei einer Tasse Kaffee oder Tee nur eine kleinere Menge essen kann. Dadurch bleibt der Energieeintrag in einem niedrigeren Bereich, was aufgrund der Größe der zu kaufenden Kuchenstücke nicht gelingt. Das ist nur möglich, wenn man den Kuchen selber herstellt und entsprechend kleinere Stücke schneidet.
Beim Kuchen liegen fettarm zubereitete Hefeteige mit oder ohne Obstgarnitur, sowie Strudel- und Mürbteige, die ebenfalls nur wenig Fett enthalten am günstigsten. Sie entsprechen der Energiedichte von Brot. Der Energiegehalt des Teiges wird durch den Obstanteil reduziert, so dass der verzehrfertige Apfelstrudel mit 2,0 kcal/g eine mittlere Energiedichte hat (Abb. 65). Allerdings muss, wie die Abbildung auch zeigt, die Portionsgröße berücksichtigt werden. In dem hier dargestellten Beispiel führt der Verzehr von 300 g Apfelstrudel zu einer für eine Zwischenmahlzeit sehr hohen Energieaufnahme von 600 kcal.

Bei der Auswahl fertig zubereiteter Kuchen und Torten sollte auch bedacht werden, dass selbst ein größerer Obstanteil keine Garantie für eine niedrige Energiedichte ist, wie der Himbeerkuchen in Abb. 65 verdeutlicht.

Wer aufgrund seiner Essgewohnheiten auf den Kuchen am Nachmittag nicht verzichten mag, sollte möglichst energiearme Sorten essen und gegebenenfalls die Kalorienaufnahme mit der folgenden Mahlzeit ausgleichen (Tab. 28). Im Tiefkühlbereich werden bereits Kuchen mit einer Energiedichte von 2,2 kcal/g angeboten.

Tab. 28

BEISPIEL OHNE ZWISCHENMAHLZEIT AM NACHMITTAG

Menge	Zutaten	kcal
	MITTAGESSEN	
150 g	Rippchen	249
200 g	Kartoffeln	138
	ABENDESSEN	
120 g	Brötchen	298
20 g	Butter	150
60 g	Emmentaler	230
40 g	Salami	146
Gesamt		**1.211**

BEISPIEL MIT ZWISCHENMAHLZEIT AM NACHMITTAG

Menge	Zutaten	kcal
	MITTAGESSEN	
100 g	Rippchen	166
200 g	Kartoffeln	138
	ZWISCHENMAHLZEIT	
100 g	Quarktasche	292
80 g	Bisquitroulade	218
	ABENDESSEN	
50 g	Baguette	125
300 g	Gemüsesalat	123
100 g	Putenstreifen	94
Gesamt		**1.156**

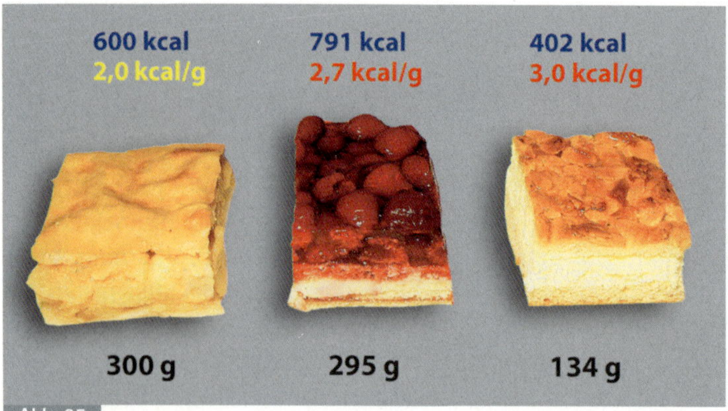

Abb. 65

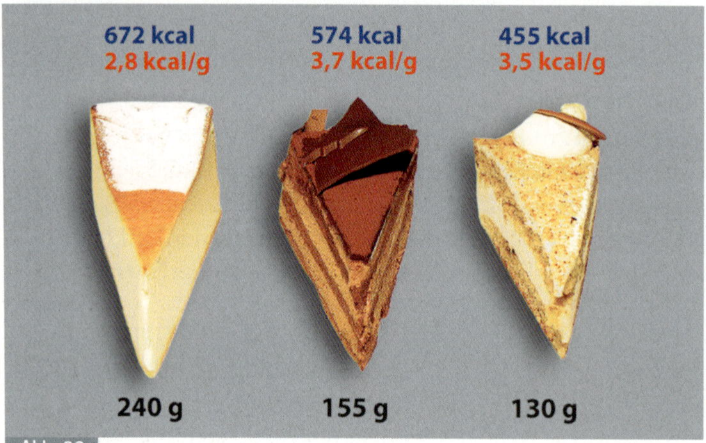

Abb. 66

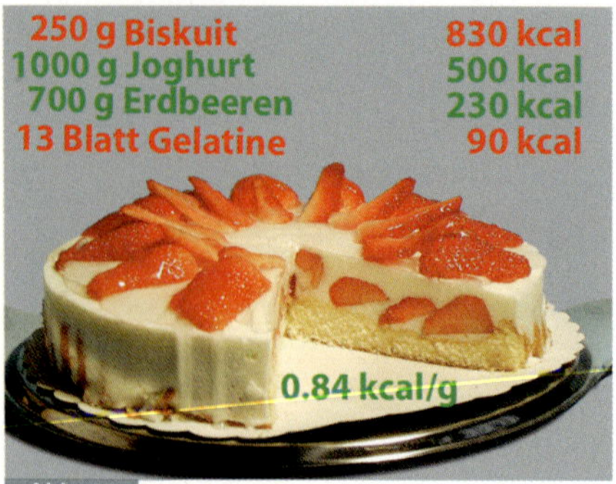
250 g Biskuit
1000 g Joghurt
700 g Erdbeeren
13 Blatt Gelatine
830 kcal
500 kcal
230 kcal
90 kcal
0.84 kcal/g

Abb. 67

Die Abb. 67 zeigt beispielhaft, wie ein energieärmerer Kuchen zubereitet werden kann. Als Grundlage dient ein in jedem Supermarkt erhältlicher Bisquitboden. Die hohe Energiedichte des Bisquitbodens kann ausgeglichen werden durch Quark oder Joghurt und Frischobst nach Saison und Geschmack. Gelatine wird benötigt, um dem ganzen Produkt Stabilität zu verleihen. Süßstoff muss nach individuellem Geschmack zugesetzt werden. Daraus resultiert eine Energiedichte von lediglich 0,84 kcal/g.

Zubereitung

- Erdbeeren waschen, Strunk entfernen, halbieren und den Kuchenboden damit belegen.
- Für die Joghurtmasse werden Joghurt und die Geschmackszutaten (Zitronensaft) vermischt und mit Süßstoff abgeschmeckt.
- Gelatine in kaltem Wasser einweichen, ausdrücken und im Wasserbad auflösen.
- 1–2 Esslöffel der Joghurtmasse in die Gelatine geben; gut verrühren.
- Gelatinegemisch in die Joghurtmasse einrühren.
- Die Joghurtmasse über die Erdbeeren gießen und glattstreichen.
- Kuchen 2–3 Stunden kaltstellen.
- Vor dem Servieren mit Erdbeerhälften garnieren.

Werden 12 Stücke geschnitten, hat das Einzelstück 165 g und 139 kcal.

Weihnachtsgebäck

Die Adventszeit stellt jedes Jahr sehr viele Menschen immer wieder auf eine harte Probe, was das Aufrechterhalten ihres Körpergewichts betrifft. Das Weihnachtsgebäck erfreut sich bei Groß und Klein und aller Orten großer Beliebtheit. Energiearmes Weihnachtsgebäck gibt es nicht und lässt sich wahrscheinlich auch kaum schmackhaft herstellen. Bedenkt man, dass die wesentlichen Zutaten Mehl, Mandeln, Marzipan, Nüsse, Zucker und Butter sind, muss die letztendlich daraus resultierende Energiedichte zwischen 3,5 und 5,0 kcal/g liegen. Die Abb. 68a zeigt eine Auswahl von Weihnachtsgebäck. Die Verzehrsmenge

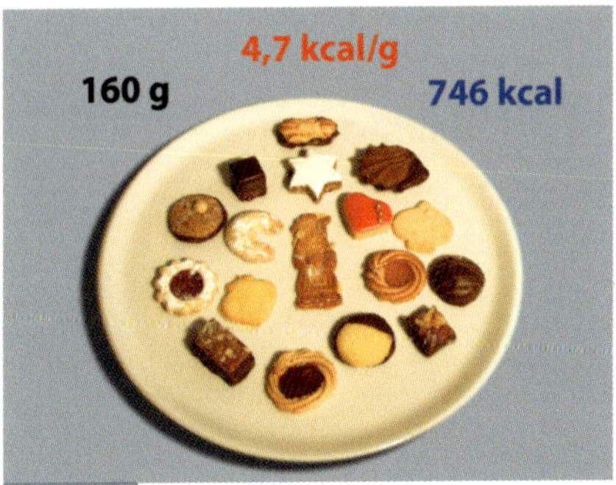

Abb. 68a

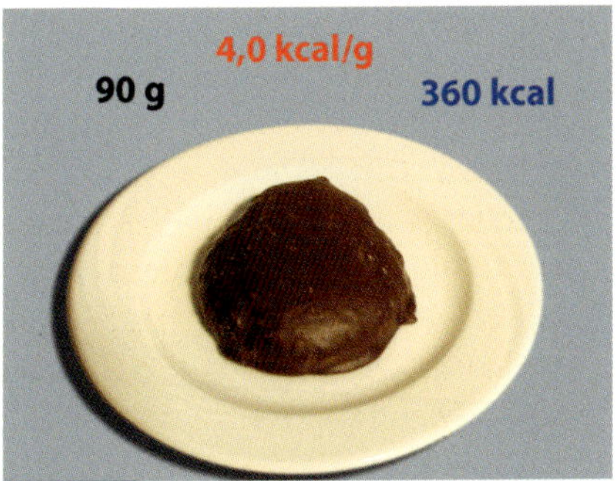

Abb. 68b

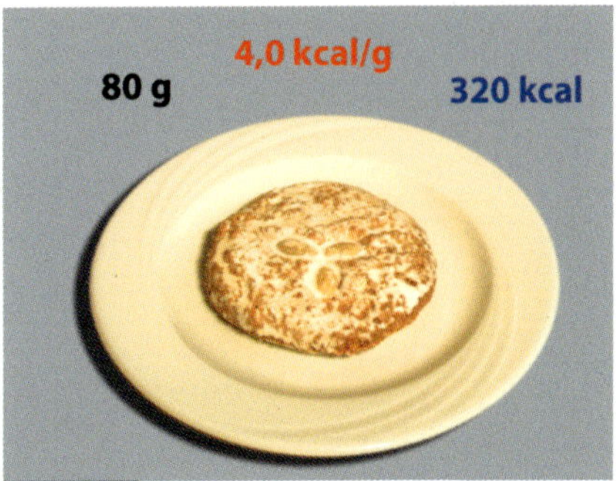

Abb. 68c

der einzelnen Gebäckstücke schwankt zwischen 5 und 18 g. Die Energiedichte liegt deutlich über der von Sahnetorte (s. Abb. 66). Bei Elisenlebkuchen ist die Verzehrsmenge bei 80–90 g (Abb. 68 b, c), so dass der Kalorieneintrag bei 320–360 kcal pro Stück liegt.

Eine übermäßige Steigerung der Energieaufnahme in der Adventszeit kann nur dann vermieden werden, wenn der Verzehr der energiereichen Weihnachtsplätzchen durch Weglassen anderer energiehaltiger Lebensmittel im Tauschverfahren ausbalanciert wird. Menschen mit geringem Grundumsatz, die sich sehr stark im niedrigenergetisch grünen Bereich halten müssen, sollten Weihnachtsgebäck nur als Ausnahme verzehren, da ein Ausgleich ansonsten nicht realistisch durchführbar ist.

Knabbereien und Naschereien

Die Lebensmittel, um die es hier geht, werden in aller Regel nicht konsumiert, um damit ein Hungergefühl zu bekämpfen. Der Wunsch nach diesen Lebensmitteln entspringt mehr der Vorstellung, dass man gerade Lust hat, auf eine entsprechend kleine Knabberei oder Nascherei. Darin liegt auch die Gefährlichkeit dieser Produkte. Sie werden trotz bereits eingetretenen Sättigungsgefühls relativ bald nach Beendigung einer sättigenden Hauptmahlzeit wieder verzehrt. In Anbetracht der hohen Energiedichte, die alle diese Produkte aufweisen, ist in Abhängigkeit von der Verzehrsmenge eine hohe Kalorienzufuhr geradezu garantiert.

Es gibt ausführliche Untersuchungen, die gezeigt haben, dass einmal angefangene Packungen immer komplett aufgegessen werden. Aus diesem Grund empfehlen sich möglichst kleine Verpackungseinheiten, um die Gesamtenergieaufnahme in Grenzen zu halten. Psychologisch kann der Verzehr auch einer evtl. nur sehr kleinen Menge als Belohnungseffekt am Ende eines Tages ungeheuer wichtig sein und erleichtert manch einen Verzicht während des Tagesablaufs. In jedem Fall sollte immer nach dem energieärmeren Produkt vergleichbarer Geschmacksrichtung Ausschau gehalten werden.

MERKE: Bei diesen Produkten ist deshalb die Verpackungsgröße von ganz entscheidender Bedeutung.

Die Angaben auf den Verpackungen müssen genau angeschaut werden. Ein Produkt, das in deutlich kleineren Verpackungseinheiten angeboten wird, kann trotz einer etwas höheren Energiedichte insgesamt vorteilhafter sein, weil sich die Verzehrsmengen auf diese Art in Grenzen halten. Bereits kleine Verzehrsmengen zwischen 50 und 100 g bedeuten trotzdem eine Kalorienaufnahme zwischen 200 und 500 kcal.

Für diejenigen, die süße Naschereien bevorzugen, bietet sich eine Kombination aus Frischobst, Quark und Süßstoff an (50 g Quark, 50 g Obst, Süßstoff, 0,8 kcal/g). Eine andere Alternative wäre, bereits fertige Desserts mit niedriger Energiedichte aus dem Kühlregal zu nehmen. Schokopudding ist eine extrem günstige Alternative zur Schokolade, hat nur $^1/_{10}$ der Energiedichte und vermittelt ebenfalls den beliebten Schoko- und Süßgeschmack (Abb. 69).

Bei Knabbereien muss nicht unbedingt ein Austausch von roten zu grünen Produkten erfolgen. Dafür gibt es zu wenig realistische Alternativen.

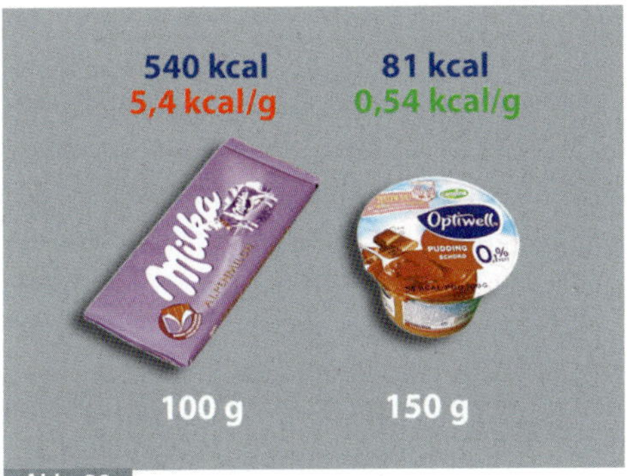

Abb. 69

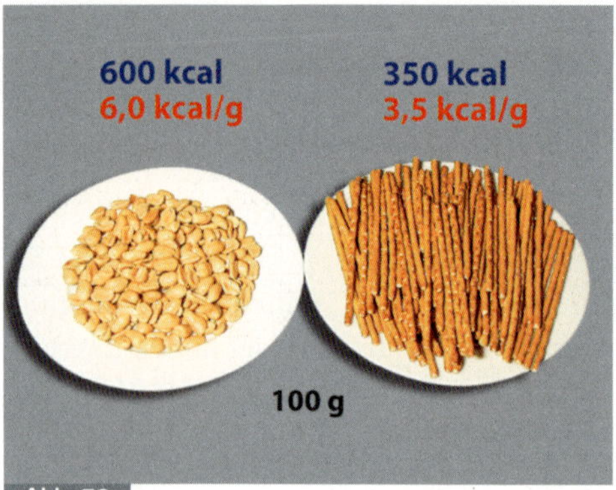

Abb. 70

Die Veränderung der Energiedichte innerhalb des roten Bereichs kann schon ausreichend sein, um eine deutliche Reduktion der Kalorienaufnahme herbeizuführen, wie das Beispiel mit den Erdnüssen und den Salzstangen verdeutlicht (Abb. 70).

Bei der Verzehrsmenge von 100 g werden insgesamt 250 kcal durch den Salzstangenverzehr gespart, was über ein Jahr gerechnet einer Fettmenge von 12 kg entspricht.

Getränke

Wie bereits erwähnt, werden Getränke sehr schnell aus dem Magen entleert, so dass sie leider zur Sättigung überhaupt nicht beitragen. Kalorienhaltige Getränke (Säfte, Limonaden, Bier, Wein, Sekt etc.) sind damit immer nur Dickmacher, aber nie Sattmacher. Deshalb ist das idealste Getränk Wasser. Bei den zuckerhaltigen Getränken kommt noch hinzu, dass aufgrund der schnellen Magenentleerung und des schnellen Übertritts in die Blutbahn eine überproportional große Insulinsekretion erfolgt und das Abnehmen zusätzlich erschwert. Die Energiedichte sehr vieler Getränke ist mit 0,5 kcal/g im Vergleich zu den meisten festen Lebensmitteln sehr günstig und liegt im Bereich von Obst.

Das Problem besteht jedoch darin, dass diese Kalorien immer zusätzlich aufgenommen werden. Sie ersetzen oder verdrängen die festen Nahrungsbestandteile nicht. Die Auswertung der bereits erwähnten 2.800 Ernährungsprotokolle hat gezeigt, dass im Durchschnitt 270 kcal durch Getränke aufgenommen werden (Abb. 71). Gerade in den warmen Sommermonaten können durch Säfte und Limonaden schnell sehr große Energiemengen zusammen kommen. Die Aufnahme flüssiger Kalorien erstreckte sich in unserer Analyse bis zu 2.400 kcal/Tag.

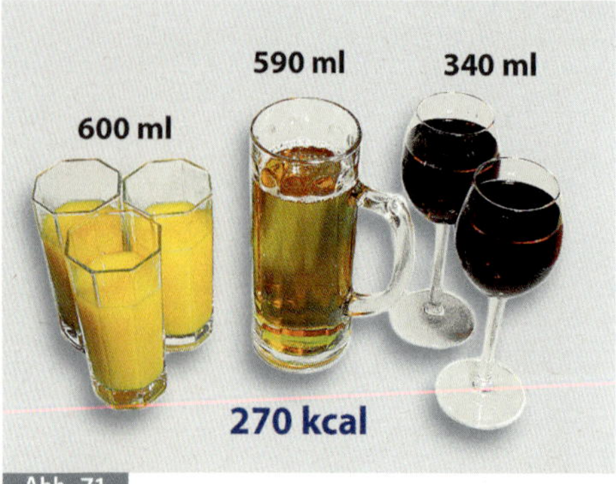

Abb. 71

Berücksichtigt man den gewichtssteigernden Effekt dieser Kalorienmenge, kann manches Gewichtsproblem sehr leicht durch übermäßige Zufuhr flüssiger Kalorien erklärt werden. Will man auf flüssige Kalorien nicht verzichten, muss eine Einschränkung bei den festen Nahrungsbestandteilen erfolgen. Legt man die durchschnittliche Kalorienaufnahme bei den einzelnen Mahlzeiten, wie sie in Abb. 12 (Seite 24) dargestellt ist zu Grunde, hat man die Alternative zwischen Weglassen des Frühstücks, aller drei Zwischenmahlzeiten bzw. der Hälfte von Mittag- und Abendessen, um die flüssigen Kalorien einzusparen. Andererseits gilt aber auch, dass durch den Verzicht auf kalorienhaltige Getränke die Gewichtsreduktion sehr erleichtert werden kann, ohne bei den festen Nahrungsbestandteilen entscheidende Einschnitte vornehmen zu müssen. Dies sollte bei der Ernährungsumstellung immer berücksichtigt werden.

Sehr vorteilhaft bei den Limonaden sind die Light-Produkte, bei denen der Zucker durch Süßstoff ausgetauscht ist. Diese Getränke haben keine Kalorien (Cola zero, Fanta zero, Sprite zero etc.). Außerdem gibt es inzwischen verschiedene Mineralwassersorten mit Geschmackszusätzen, die leicht zu der Annahme verführen, kalorienfrei zu sein. Diese Produkte laufen meistens unter der Bezeichnung „kalorienarme Erfrischungsgetränke". Die Spanne reicht von 0,5 kcal/100 ml bis 20 kcal/100 ml). Letzteres Getränk entspricht bei einer Verzehrsmenge von 500 ml dem Kaloriengehalt eines 200 g Apfels. Die Angaben bei Diätlimonaden und Erfrischungsgetränken sollten immer sehr genau analysiert werden. Da der Energiegehalt in aller Regel aus Zucker stammt, darf auch die insulinstimulierende Wirkung solcher Getränke nicht ganz außer Acht gelassen werden (s. S 38).

Gemüsesäfte haben auch einen Energiegehalt zwischen 0,2 und 0,3 kcal/g, was bei einer Verzehrsmenge von einem halben Liter einen Energieeintrag von 100–150 kcal bedeutet. Der sättigende Effekt von 200–300 g Obst bzw. Gemüse ist deutlich größer. Insgesamt gibt es ein reichhaltiges Angebot an kalorienfreien bzw. kalorienarmen Getränken – es müssen nicht nur Mineralwasser, Kaffee oder Tee sein – aber die Auswahl sollte kritisch erfolgen.

MERKE: Der Verzicht auf kalorienhaltige Getränke gestattet deutlich größere Essensmengen, wie Abb. 72 zu entnehmen ist.

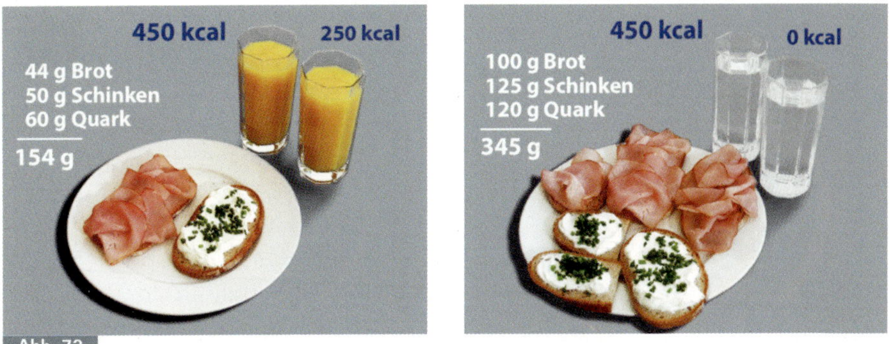
450 kcal
250 kcal
44 g Brot
50 g Schinken
60 g Quark
154 g
450 kcal
0 kcal
100 g Brot
125 g Schinken
120 g Quark
345 g

Abb. 72

Vorgefertigte Speisen

Fertiggerichte

Fertiggerichte sind sehr beliebt, da sie die Möglichkeit bieten, ohne großen Aufwand schnell eine Mahlzeit auf den Tisch zu bringen. Der zeitliche Aufwand, den die Zubereitung einer warmen Hauptmahlzeit erfordert, darf nicht unterschätzt werden und kann für Berufstätige ein Problem darstellen.

Fertiggerichte gibt es mit hoher Energiedichte aber es gibt sie auch mit niedriger Energiedichte. Zu den Fertiggerichten mit hoher Energiedichte gehört die Pizza (s. Seite 99). Ebenfalls eine hohe Energiedichte haben Tiefkühlbaguettes, die es in zahlreichen Geschmacksvarianten gibt (Abb. 73). Im Tiefkühlbereich gibt es außerdem als Fertiggerichte verschiedene regionaltypische Fleisch-Gemüsepfannen (Indien, China, Mexico, etc.), die häufig im niedrigenergetischen Bereich liegen.

Daneben gibt es Fertiggerichte mit niedriger Energiedichte, die nicht gekühlt aufbewahrt werden müssen. Diese entsprechen in der Regel der typischen warmen Hauptmahlzeit, bestehend aus Fleisch oder Fisch, Gemüse sowie als Kohlenhydratbeilage Kartoffeln, Reis oder Nudeln. Diese Fertiggerichte sind im grünen Bereich, mit einer Energiedichte zwischen 0,7 und 1,3 kcal/g.

Solange man mit der vorgegebenen Verzehrsmenge (ca. 320-460 g) eine ausreichende Sättigung erzielen kann, ist die Mehrzahl der fertigen Menüs durchaus empfehlenswert und auch hilfreich beim Abnehmen. Eventuell muss man bei größerem Hunger noch ein niedrigenergetisches Dessert (Obst, Pudding) anfügen. Ein häufig vorgebrachtes Argument gegen den Konsum von Fertiggerichten ist der hohe Salzgehalt. Betrachtet man die Angaben bei den Fertiggerichten, findet man Natriumwerte zwischen 0,18 und 0,45 g pro 100 g. Beim Vollkornbrot liegt der Wert bei 0,40 g/100 g, was bisher nie als Problem angesehen wurde. Bei Käse liegen die Werte zwischen 0,40–0,90 g/100 g.

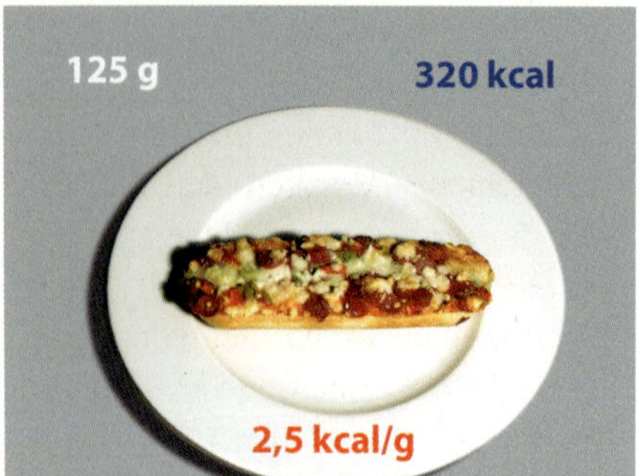

Abb. 73a

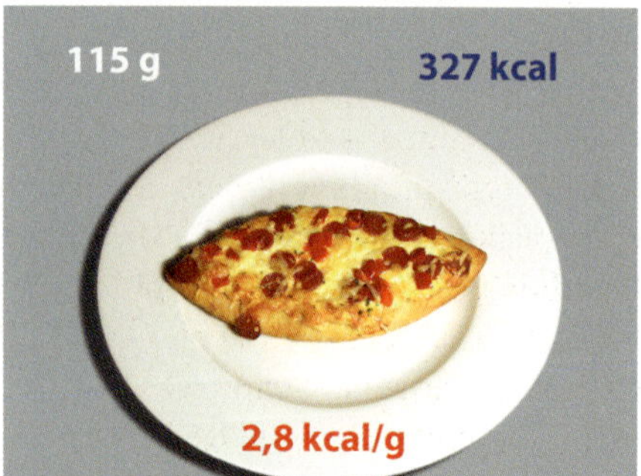

Abb. 73b

Essen außer Haus

Beim Essen außer Haus muss man unterscheiden zwischen besonderen festlichen Anlässen und dem Essen im Rahmen des beruflichen Alltags. Die festlichen Anlässe muss man so nehmen wie sie sind, da die Speisenfolge ohnehin nicht zu beeinflussen ist und die Anzahl dieser Anlässe innerhalb eines Jahres auch nicht die Ursache für ein zu hohes Körpergewicht darstellt.

Berufsbedingt nehmen viele Menschen mindestens eine, manchmal auch mehrere Mahlzeiten, am Arbeitsplatz, in Kantinen oder auch in Restaurants ein. Bei vielen Gerichten ist es schwer, die Energiemenge abzuschätzen, da keine Information über die Zubereitungsart zur Verfügung steht. Insgesamt günstig sind warme Mahlzeiten, die aus Fleisch oder Fisch, Gemüse bzw. Salat und Kartoffeln, Reis oder Nudeln als Kohlenhydratbeilagen bestehen. Ebenfalls günstige Hauptmahlzeiten stellen Salate in verschiedenster Form dar. Problematisch sind Nudelgerichte mit Käse- oder Sahnesoßen und Süßspeisen wegen ihres Sahne oder Zuckergehalts. Die in der Energiedichtetabelle aufgeführten Angaben können deshalb auch nur als Näherungswerte betrachtet werden.

MERKE: Vermeiden sollte man den Brotverzehr vor Beginn des eigentlichen Essens. Mit der häufig ebenfalls bereits auf den Tisch gestellten Butter, erfolgt eine ziemlich unkontrollierte und auch nicht unerhebliche Kalorienaufnahme.

Fast-Food

Mit dem Begriff „Fast Food“ verbindet man in erster Linie die Produkte der entsprechenden amerikanischen Restaurantketten. Die Auswertung der Ernährungsgewohnheiten hat jedoch gezeigt, dass zumindest bei den Erwachsenen die amerikanischen Fast Food-Ketten eine untergeordnete Bedeutung haben. Schnell verzehrbare Produkte aus typisch deutschen Läden werden in weitaus größerem Maße verzehrt. An erster Stelle steht der Bäckerladen, welcher den größten Beitrag zur Energieaufnahme liefert. An zweiter Stelle steht der Metzgerladen inklusive entsprechender Imbissbuden, der sich ebenfalls in zunehmendem Maße zu einem Fast Food-Restaurant entwickelt hat. Gern verzehrte aber zugleich auch problematische Lebensmittel, die hier angeboten werden, sind die Kombination von Brötchen mit Bratwurst, Schnitzel und Leberkäse (Abb. 74a–e). Alle diese Kombinationen liegen im hochenergetischen roten Bereich. Wesentlich günstiger schneidet das Fischbrötchen mit einer Energiedichte von 1,8 kcal/g ab (Abb. 74f).

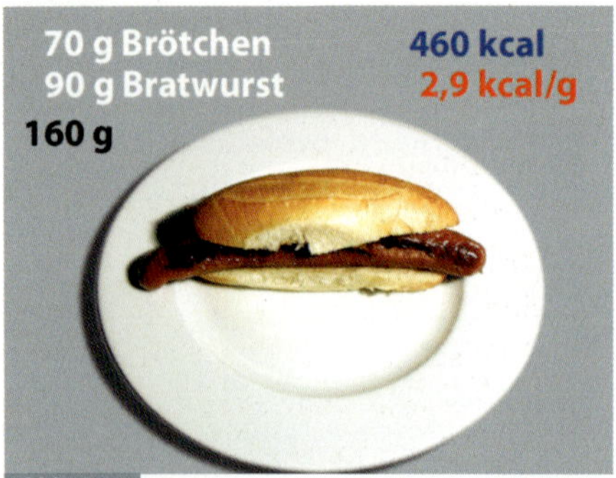
70 g Brötchen
90 g Bratwurst
160 g
460 kcal
2,9 kcal/g
Abb. 74a

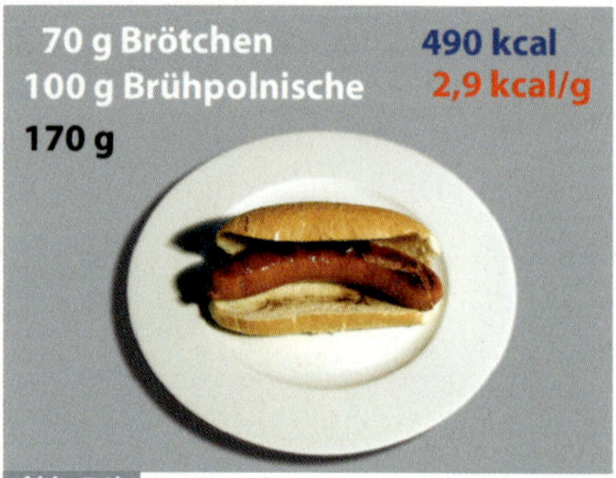
70 g Brötchen
100 g Brühpolnische
170 g
490 kcal
2,9 kcal/g
Abb. 74b

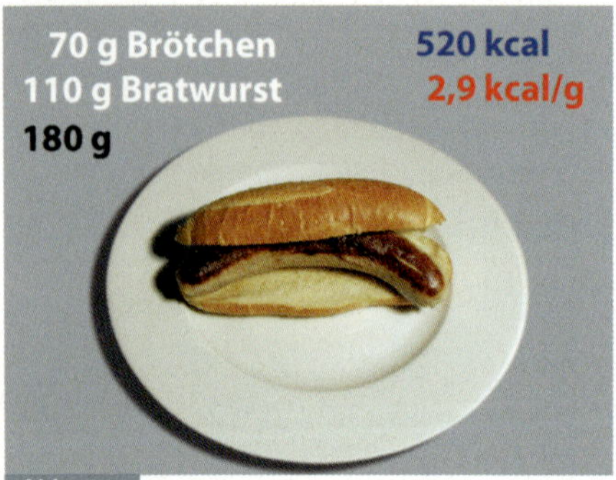
70 g Brötchen
110 g Bratwurst
180 g
520 kcal
2,9 kcal/g
Abb. 74c

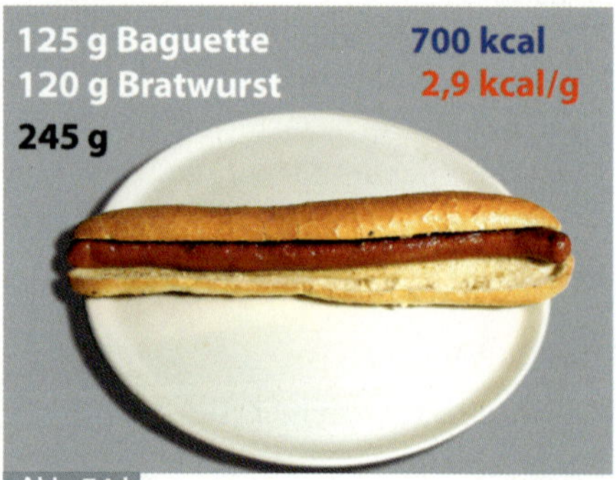
125 g Baguette
120 g Bratwurst
245 g
700 kcal
2,9 kcal/g
Abb. 74d

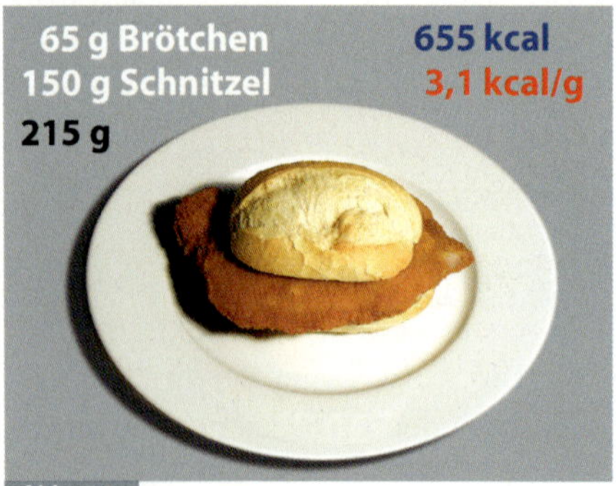
65 g Brötchen
150 g Schnitzel
215 g
655 kcal
3,1 kcal/g
Abb. 74e

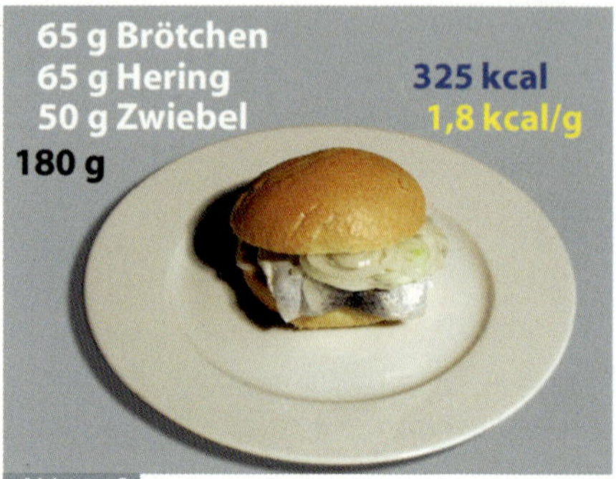
65 g Brötchen
65 g Hering
50 g Zwiebel
180 g
325 kcal
1,8 kcal/g
Abb. 74f

Die Energiedichte der Produkte aus den amerikanischen Fast-Food-Ketten liegt im gelben Bereich, wie die Abb. 75 verdeutlicht. Ein Vergleich der Leberkässemmel mit identischen Portionsgrößen verschiedener Burger zeigt deutlich, die noch höhere Kalorienaufnahme. Das Beispiel der verschiedenen Burger zeigt auch sehr deutlich, dass bei noch im gelben Bereich liegender Energiedichte die Portionsgröße der entscheidende Faktor für eine übermäßig hohe Kalorienaufnahme ist.

Man sollte beachten, dass es in den Metzgerläden sehr häufig eine Salatbar gibt und dass man sich dazu auch Schinken, Rauchfleisch oder kalten Braten geben lassen kann, was ein deutlich energieärmerer Imbiss wäre. Ebenso gibt es in den amerikanischen Fast-Food-Ketten zunehmend Angebote mit geringerer Energiedichte. Besonders schnell steigert sich die Kalorienaufnahme bei Verzehr kompletter Menüs: Burger plus Pommes frites plus Limonade. Durch entsprechende Light-Getränke sowie den Verzehr von Salaten kann aber auch in Fast-Food-Restaurants die Energieaufnahme in Grenzen gehalten werden.

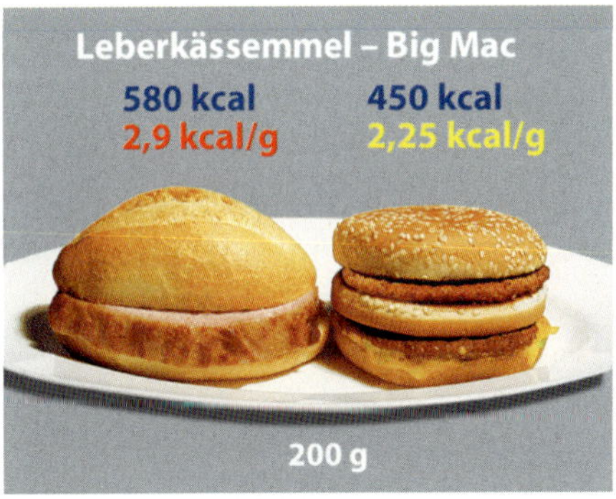
Leberkässemmel – Big Mac
580 kcal
2,9 kcal/g
450 kcal
2,25 kcal/g
200 g

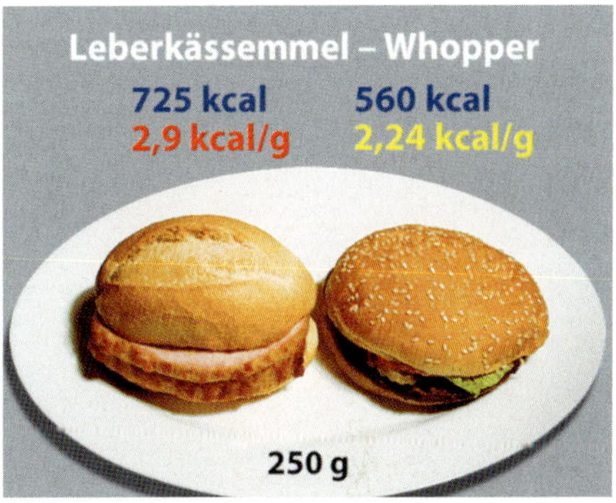
Leberkässemmel – Whopper
725 kcal
2,9 kcal/g
560 kcal
2,24 kcal/g
250 g

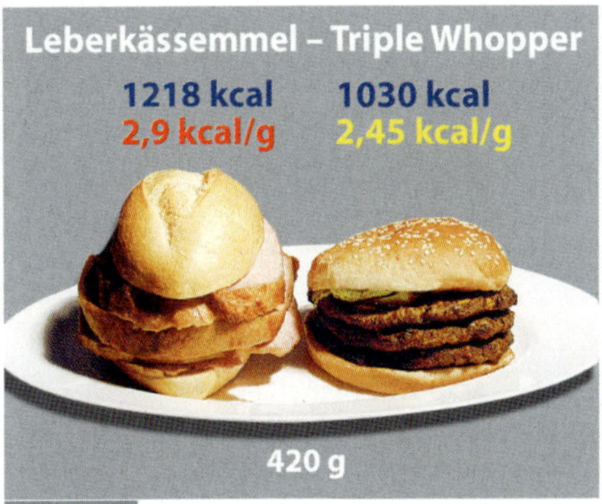
Leberkässemmel – Triple Whopper
1218 kcal
2,9 kcal/g
1030 kcal
2,45 kcal/g
420 g

Abb. 75

Anhang 1
Energiedichte-Tabellen

Inhaltsverzeichnis

Energiedichte-Tabellen

In diesem Buch ist die Energiedichte (ED) definiert als die Kalorienmenge pro Gramm Lebensmittel. Das entspricht dem auf den meisten Lebensmittelpackungen angegebenen Brennwert, bei dem der Energiegehalt auf 100 g des Lebensmittels bezogen ist (siehe auch S. 49). Je geringer die Energiedichte eines Lebensmittels ist, desto niedriger ist die Kalorienaufnahme bei gleichem Sättigungseffekt. In den folgenden Tabellen sind die verschiedenen Lebensmittel in Lebensmittelgruppen zusammengefasst und innerhalb jeder Lebensmittelgruppe nach ihrer Energiedichte geordnet.

Grün: Lebensmittel mit einer Energiedichte von 1,5 kcal/g oder weniger

Gelb: Lebensmittel mit einer Energiedichte zwischen 1,5 und 2,5 kcal/g

Rot: Lebensmittel mit einer Energiedichte von 2,5 kcal/g oder mehr, sowie alle kalorienhaltigen Getränke, unabhängig von ihrer Energiedichte

Alle **grün** gekennzeichneten Lebensmittel sind geeignet, um auch in größerer Menge verzehrt zu werden, damit eine ausreichende Sättigung gewährleistet ist.

Der **gelbe** Bereich enthält Lebensmittel, die auch noch geeignet sein können, um sich satt zu essen, vorausgesetzt, dass die für die Sättigung benötigte Essensmenge insgesamt nicht zu groß ist. Gegebenenfalls lässt sich ein **gelb** gekennzeichnetes Lebensmittel leicht mit dem grün gekennzeichneten kombinieren, um in einen günstigen Energiedichtebereich bei einer Mahlzeit hineinzukommen.

Die **rot** gekennzeichneten Lebensmittel haben alle einen hohen Energiegehalt und können immer nur in kleinen Mengen verzehrt werden. Diese Lebensmittel müssen immer, wenn man sich satt essen möchte, durch die entsprechenden Mengen der in Grün gekennzeichneten Lebensmittel ergänzt werden. Ansonsten ist eine zu hohe Kalorienaufnahme nicht zu vermeiden.

Grundsätzlich ist der Verzehr aller in diesen Tabellen aufgeführten Lebensmittel auch im Rahmen einer Gewichtsreduktion möglich. Es muss lediglich auf die Verzehrsmenge in Abhängigkeit von der Energiedichte des einzelnen Lebensmittels besonders geachtet werden und die richtige Kombination ausgesucht werden.

Viele Lebensmittel sind aufgrund der großen Zahl unterschiedlicher Produkte zusammengefasst worden (Pudding findet man in den Kühlregalen im Bereich von 0,5–1,6 kcal/g). In ähnlicher Weise sind auch andere Lebensmittel zusammenfassend dargestellt, da es unmöglich ist, die einzelnen Produkte getrennt aufzuführen. Bei diesen Produkten soll intensiv die Angabe auf der Verpackung gelesen werden, um das für den individuellen Geschmack günstigste Produkt zu kaufen. Die Tabellen entsprechen dem Kenntnisstand bei Drucklegung.

NAHRUNGSMITTEL BROT/BRÖTCHEN	ENERGIEDICHTE (kcal/g)
Roggenschrot- und Roggenvollkornbrot	2,0
Weizenschrot- und Weizenvollkornbrot	2,0
Roggenmischbrot	2,1
Mehrkornbrot	2,2
Vollkornbrötchen	2,2
Weizenmischbrot	2,2
Laugenbrezel, -brötchen	2,3
Weißbrot	2,5
Fladenbrot	2,6
Toastbrot	2,6
Hefezopf	2,7
Weizenbrötchen (Semmel)	2,7
Vollkornbrot (kohlenhydratarm, eiweißreich)	2,9
Knäckebrot	3,2
Croissant	4,3

KUCHEN

KUCHEN	
Joghurt-Obst-Torte (selbst zubereitet)	0,8
Obstkuchen aus Hefeteig	1,8
Quark-Obst-Torte	2,0
Apfelstrudel	2,0
Quarkstrudel	2,2
Obstkuchen aus Mürbteig	2,3
Bisquitrolle	2,7
Käsekuchen	2,8
Bienenstich	3,0
Buttercremetorte aus Bisquitmasse	3,2
Gewürzkuchen	3,4
Sachertorte	3,4
Nusstorte	3,5
Frankfurter Kranz	3,6
Rührkuchen	3,6
Sahnetorte	3,7
Butterkuchen aus Hefeteig	3,8
Linzer Torte	4,2
Baumkuchen	4,3

NAHRUNGSMITTEL	ENERGIEDICHTE (kcal/g)
KLEINGEBÄCK	
Windbeutel mit Sahne	2,6
Apfeltasche	2,8
Rosinenschnecke	2,8
Waffeln, frisch zubereitet	2,9
Donuts	3,2
Krapfen	3,2
Blätterteigstückchen	3,3
Milchschnitte	4,2
KEKSE	
Popcorn	3,7
Zwieback	3,7
Russisch Brot	3,8
Reiswaffeln	3,8
Löffelbisquit	4,1
Butterkeks	4,2
Diät-Butterkeks	4,3
Müslikeks	4,4
Vollkornkeks	4,4
Schoko-Zwieback	4,5
Waffelmischung	4,7
Diät-Schokokeks	4,8
Doppelkeks mit Kakaocremefüllung	4,8
Keks, Plätzchen (allgemein)	4,9
WEIHNACHTSGEBÄCK	
Weihnachtsstollen	3,5
Mandelmakronen	3,8
Dominostein	4,0
Lebkuchen	4,0
Zimtstern	4,6
Schwarz-Weiß-Gebäck aus Mürbteig	4,7
Spekulatius	4,9
Vanillekipferl	4,9
Buttergebäck	5,0

NAHRUNGSMITTEL MÜSLI ZUTATEN FÜRS MÜSLI	ENERGIEDICHTE (kcal/g)
a) Getreidezutaten	
Weizenkleie	1,8
Roggenflocken	3,1
Haferkleieflocken	3,2
Weizenkeime	3,2
Haferflocken (Vollkorn)	3,5
Toppas	3,5
Früchtemüsli, ungezuckert	3,6
Cornflakes	3,7
Frosties	3,7
Schokoflakes	3,7
Smacks	3,7
Schokomüsli	3,8 – 4,7
b) Samen und Nüsse/Mandeln	6,0
c) Obst	
Frischobst im Durchschnitt	0,5
Trockenobst im Durchschnitt	2,7
d) Milch/Joghurt/Dickmilch/Sahne	
entrahmt	0,3
1,5,% Fett	0,5
3,5 % Fett	0,6
Sahne	3,1

Milch in begrenzter Menge als Bestandteil von Müsli kann als „grünes Lebensmittel" verwendet werden. Milch als Getränk (siehe Seite 155) sollte als „rotes Lebensmittel" berücksichtigt werden, da es zur Sättigung nicht beiträgt.

NAHRUNGSMITTEL MILCH/MILCHPRODUKTE	ENERGIEDICHTE (kcal/g)
Dickmilch/Kefir/Joghurt, entrahmt	0,3
Dickmilch/Kefir/Joghurt, 1,5 % Fett	0,5
Dickmilch/Kefir/Joghurt, 3,5 % Fett	0,6
Joghurt mit Früchten, entrahmt (Optiwell)	0,5
Joghurt mit Früchten, gezuckert, 1,5 % Fett	0,8
Joghurt mit Früchten, gezuckert, 3,5 % Fett	1,0
Fruchtzwerge	1,2
Rahmjoghurt mit Früchten	1,4
Actimel, natur	0,8
Actimel, Multifrucht	0,9
saure Sahne	1,2
Kochsahne, 15 % Fett	1,6
Crème fraiche légère	1,7
Rama Cremefine, zum Kochen (15 % Fett)	1,6
Rama Cremefine, zum Verfeinern	1,7
Rama Cremefine, zum Schlagen	2,0
Schmand, 24 % Fett	2,4
Schlagsahne	3,1
Crème fraiche	3,8
Crème double	4,0
Exquisa Quarkzubereitung, natur, 0,2 % F.i.Tr.	0,5
Diät-Obstgarten, Erdbeere, 0,4 % Fett	0,6
Kräuterquark, light, 2,4 % Fett	0,7
Speisequark, mager	0,7
Speisequark, 10 % F.i.Tr.	0,8
Exquisa Fruchtquark, Heidelbeere, 0,2 % F.i.Tr.	0,9
Speisequark, 20 % F.i.Tr., (halbfett)	1,1
Fruchtquark, 20 % F.i.Tr.	1,2
Obstgarten	1,2
Kräuterquark, 40 % F.i.Tr.	1,4
Speisequark, 40 % F.i.Tr.	1,4
Pudding ohne Sahne	0,5 – 1,0

NAHRUNGSMITTEL	ENERGIEDICHTE
BROTAUFSTRICHE – SÜß	**(kcal/g)**
Darbo Fruchtaufstrich, kalorienreduziert	0,8
Diät - Konfitüre	1,2
Konfitüre, selbst hergestellt mit Gelierzucker 3 :1	1,3
Pflaumenmus	2,1
Konfitüre / Marmelade	2,7
Philadelphia mit Schoko	3,0
Honig	3,3
Nussnougatcreme	5,2
Erdnusscreme	6,5

BROTAUFSTRICHE – PIKANT

Nahrungsmittel	Energiedichte
Brotaufstrich mit Paprika (Viva Vital)	1,7
Sardellenpaste	2,0
Le Parfait – pflanzlicher Brotaufstrich	2,4 – 2,8
Gänseleberpastete	2,8
Tofupastete mit Paprika	3,4

STREICHFETTE

Nahrungsmittel	Energiedichte
Frischkäse, 0,2 % Fett	0,6
Brunch Légère, 15 % Fett	1,8
Landrahm	2,6
Halbfettbutter/Halbfettmargarine	3,7
Joghurt-Butter	6,0
Margarine	7,0
Diätmargarine	7,0
Butter	8,0
Griebenschmalz	8,9

NAHRUNGSMITTEL WURSTWAREN/SCHINKEN	ENERGIEDICHTE (kcal/g)
Schinkensülze	0,8
Bierschinken (vielLeicht)	0,9
Hähnchenbrustfilet in Aspik (Viva Vital)	0,9
Leberkäse (vielLeicht)	0,9
Leberkäse (Viva Vital)	0,9
Lyoner (Ponath)	0,9
Paprikalyoner (vielLeicht)	0,9
Schinkenfleischwurst (vielLeicht)	0,9
Streichleberwurst (vielLeicht)	0,9
Schinkenwurst (Viva Vital)	0,9
Bierschinken (Linessa)	1,0
Rhein. Schinkenwurst (Linessa)	1,0
Schinkenwurst mit Paprika (Linessa)	1,0
Hähnchenbrustroulade (Viva Vital)	1,1
Kalbfleisch/Geflügelfleisch in Aspik	1,1
Lachsschinken	1,2
Schinken, gekocht (mager)	1,3
Truthahnschinken	1,3
Edelsalami (vielLeicht)	1,3
Gefügelbierschinken (Gutfried)	1,4
Corned beef	1,4
kalter Braten (mager)	1,4
Bierschinken (Truthahn) (Leicht und Fit)	1,5
Bierschinken (Truthahn) (Belight)	1,5
Schinkenwurst, grob (Truthahn) (Belight)	1,5
Schinken, geräuchert (Schinkenspeck)	1,5
Vespermett (Belight)	1,5
Schinkenwurst (Truthahn) (Leicht und Fit)	1,6
Puten-Gelbwurst (Höhenrainer)	1,6
Puten-Gutswurst (Höhenrainer)	1,6
Puten-Gemüsewurst (Viva Vital)	1,6
Bierschinken	1,7
Thüringer Rotwurst	1,7
Puten-Schinkenwurst (Höhenrainer)	1,8
Brühwurstaufschnitt (Du-darfst)	1,9
Puten-Leberkäse, fein (Höhenrainer)	1,9
Fleischwurst (Truthahn) (Leicht und Fit)	2,1

NAHRUNGSMITTEL WURSTWAREN/SCHINKEN	ENERGIEDICHTE (kcal/g)
Jagdwurst	2,1
Mini-Frikadellen (Belight)	2,3
Bündner Fleisch	2,4
Geflügelsalami (Belight)	2,4
Streichminis (Belight)	2,5
Streichzwerge (Linessa)	2,5
Delikatess Leberwurst (Belight)	2,6
Kalbsleberwurst (Du-darfst)	2,6
Salami 1a (Linessa)	2,7
Gelbwurst	2,8
Kalbskäse	2,8
Salami (Leicht und Fit)	2,8
Delikatess-Salami (Belight)	2,8
Schinken-Teewurst (Belight)	2,9
Fleischwurst/Lyoner	3,0
Leberkäse	3,0
Krakauer	3,0
Leberwurst, Hausmacher Art	3,0
Leberpastete	3,1
Kalbsleberwurst	3,2
Bauchspeck, durchwachsen, geräuchert	3,3
Mortadella	3,5
Teewurst	3,7
Salami	3,7
Cervelatwurst	3,9
Landjäger	4,6

NAHRUNGSMITTEL WÜRSTCHEN	ENERGIEDICHTE (kcal/g)
Münchner Weißwurst (vielLeicht)	0,8
Schweinsbratwürstl (vielLeicht)	0,9
Leberkäse (vielLeicht)	0,9
Wiener Würstchen (vielLeicht)	0,9
Wiener Würstchen (Viva Vital)	0,9
Rostbratwürstl (vielLeicht)	1.0
Geflügelwiener (Viva Vital)	1,1
Käsekrainer (vielLeicht)	1,1
Pfefferbeißer (vielLeicht)	1,4
Wiener (Du-darfst)	1,9
Puten-Debreciner (Höhenrainer)	2,1
Puten-Käsekrainer (Höhenrainer)	2,1
Puten-Bockwurst (Höhenrainer)	2,3
Puten-Regensburger (Höhenrainer)	2,3
Puten-Wiener (Höhenrainer)	2,3
Schinkenwiener (Linessa)	2,3
Wiener Würstchen (Leicht und Fit)	2,3
Nürnberger Rostbratwürstchen (Belight, Leicht und Fit)	2,6
Curry-Bratwurst	2,7
Frankfurter Würstchen	2,7
Regensburger	2,7
Fleischwurst/Stadtwurst	2,8
Münchner Weißwurst	2,8
Wiener Würstchen	2,8
Bockwurst	3,0
Leberkäse	3,0
Bauernbratwurst	3,1
Bratwurst	3,1

NAHRUNGSMITTEL FISCHWAREN	ENERGIEDICHTE (kcal/g)
Seelachs, geräuchert	1,0
Sardellen	1,0
Thunfisch im eigenen Saft, abgetropft	1,2
Forelle, geräuchert	1,2
Kaviar, Ersatz	1,2
Rotbarsch, geräuchert	1,5
Seelachs in Öl (Lachsersatz)	1,5
Thunfisch in Öl, abgetropft	1,9
Brathering	2,0
Heringsfilet in Tomatensoße	2,0
Bismarckhering	2,1
Bückling	2,2
Makrele, geräuchert	2,2
Ölsardinen	2,2
Salzhering	2,2
Kaviar, echt	2,4
Matjeshering	2,7
Lachs, geräuchert	2,9
Schillerlocken	3,0
Aal, geräuchert	3,3

NAHRUNGSMITTEL	ENERGIEDICHTE
QUARK/KÄSE	(kcal/g)
QUARK	
Exquisa Quarkzubereitung, natur, 0,2 % F.i.Tr.	0,5
Kräuterquark, light, 2,4 % Fett	0,7
Speisequark, mager	0,7
Speisequark, 10 % F.i.Tr.	0,8
Speisequark, 20 % F.i.Tr. (halbfett)	1,1
Kräuterquark, 40 % F.i.Tr.	1,4
Speisequark, 40 % F.i.Tr.	1,4
SAUERMILCHKÄSE	
Hand-, Harzer-, Korbkäse, 0,5 % F.i.Tr.	1,1
FRISCHKÄSE	
Frischkäse, 0,2 % Fett	0,6
Hüttenkäse	0,8
Frischkäse, 5 % Fett	1,0
Frischkäse mit Buttermilch, 8% Fett (Du-darfst)	1,3
Frischkäse, 12 % Fett	1,6
Mozzarella, light	1,6
Frischkäse, 17 % Fett	2,0
Feta, light	2,0
Mozzarella	2,5
Feta, 45 % F.i.Tr.	2,7
Frischkäse, Doppelrahmstufe (mind. 60 % Fett i. Tr.)	2,9
Mascarpone	4,6
SCHMELZKÄSE	
Schmelzkäse (Du-darfst)	1,7
Schmelzkäse, 20 % F.i. Tr.	1,9
Scheibletten, leicht (12 % Fett)	2,0
Scheibletten, 45 % F.i.Tr.	3,1

NAHRUNGSMITTEL QUARK/KÄSE	ENERGIEDICHTE (kcal/g)
WEICHKÄSE	
Limburger, 9 % Fett	1,9
Camembert, 10 % Fett (Belight)	1,8
Weichkäse, 10 % Fett (Du-darfst)	1,9
Camembert, 12 % Fett	2,0
Camembert, 30 % F.i.Tr.	2,2
Romadur, 30 % F. i. Tr.	2,3
Romadur, 50 % F. i. Tr.	2,7
Camembert, 45 % F.i.Tr.	2,9
Obazda	3,4
Gorgonzola	3,6
Camembert, 60 % F.i.Tr.	3,8
Blauschimmelkäse, 70 % F.i.Tr.	4,1
SCHNITTKÄSE/HARTKÄSE	
Schnittkäse, 5 % Fett	1,9
Schnittkäse,10 % Fett	2,1
Butterkäse, 30 % F.i.Tr.	2,4
Gouda/Edamer, 30 % F.i.Tr.	2,5
aromat. Käseaufschnitt, 16 % Fett (Du-darfst)	2,6
Schnittkäse, 17 % Fett (Belight)	2,8
Gouda/Edamer/Leerdamer/Raclette/Tilsiter, 45 % F.i.Tr.	3,5
Butterkäse, 60 % F.i.Tr.	3,8
Parmesan	3,8
Appenzeller, 50 % F.i.Tr.	3,9
Bergkäse, 45 % F.i.Tr.	3,9
Emmentaler/Greyerzer, 45 % F.i.Tr.	4,0

NAHRUNGSMITTEL FRISCHOBST	ENERGIEDICHTE (kcal/g)
Papaya	0,1
Erdbeeren, Himbeeren, Johannisbeeren (rot)	0,3
Aprikose, Brombeeren, Heidelbeeren, Johannisbeeren (schwarz), Orange, Pfirsich, Stachelbeeren, Wassermelone, Zitrone	0,4
Apfel, Grapefruit, Honigmelone, Kirschen (sauer), Kiwi, Mandarine, Nektarine, Pflaume	0,5
Ananas, Birne, Feige, Kirschen (süß), Mango, Reneclaude	0,6
Kaki, Weintrauben	0,7
Banane	0,9
Oliven, grün	1,3
Avocado	2,2
Oliven, schwarz	3,5

OBSTWAREN	
Apfelmus	0,8
Kompott, gezuckert	0,8 – 1,2
Aprikose, getrocknet	2,4
Feige, getrocknet	2,5
Apfel, getrocknet	2,6
Dattel, getrocknet	2,8
Rosinen	2,9
Banane, getrocknet	3,3

NAHRUNGSMITTEL KNABBEREIEN UND NASCHEREIEN NÜSSE UND SAMEN	ENERGIEDICHTE (kcal/g)
Maronen	2,0
Kokosnuss	3,6
Leinsamen, ungeschält	3,9
Studentenfutter	4,7
Mohnsamen	4,9
Kürbiskerne	5,6
Cashewnuss	5,7
Sesamsamen	5,7
Mandel, süß	5,8
Erdnuss, geröstet	5,9
Sonnenblumenkerne, geschält	6,0
Kokosraspel	6,1
Pistazienkerne	6,2
Erdnussmus	6,3
Haselnuss	6,5
Paranuss	6,7
Pinienkerne	6,7
Walnuss	6,7
Macadamianuss	6,9
Pekannuss	7,0
SALZIGES ZUM KNABBERN	
Salzstangen, -brezeln	3,5
Kräcker	3,8
Reiskräcker	3,8
Grissini	4,0
Tortillia-Chips	4,6
Kartoffelchips mit reduziertem Fettgehalt	4,6
Käsegebäck	5,0
Kartoffelchips	5,3
Erdnussflips	5,3
Erdnüsse, ohne Fett geröstet	5,7
Erdnüsse, geröstet und gesalzen	6,0

NAHRUNGSMITTEL SÜẞWAREN	ENERGIEDICHTE (kcal/g)
kandierte Früchte	2,5
Dickmann´s, zuckerfrei	2,7
Marshmallow, Zuckerwatte	3,3
Gummibärchen	3,4
Schaumzuckerwaren	3,5
Wellness-Riegel/Fitness-Riegel	3,5
Schokokuss	3,6
Fruchtcremeschokolade	3,7
Popcorn	3,7
Lakritze	3,8
Pralinen gefüllt mit Alkohol	3,9
Bonbons (Hartkaramellen, Milchkaramellen)	3,9
Zucker	4,0
Reiswaffeln	4,0
Praline	4,1
After Eight	4,2
Milchschnitte	4,2
Fruchtriegel / Müsliriegel	3,2 – 4,2
Diät-Schokolade	4,5
Mars	4,5
Milky Way	4,5
Nuts Riegel (Nestlé)	4,7
Marzipan	4,9
Lion Riegel (Nestlé)	4,9
Nougat	5,0
Balisto	5,1
Choco Crossies (Nestlé)	5,1
Edelbitterschokolade, Kakaoanteil 70 %, 85 %, 99 % (Lindt)	5,3
Hanuta	5,3
Weiße Schokolade	5,4
Vollmilchschokolade	5,4
Kinder Country (Ferrero)	5,5
Duplo	5,5
Vollmilchschokolade mit Haselnüssen	5,6

NAHRUNGSMITTEL	ENERGIEDICHTE
FLEISCH	(kcal/g)
RINDFLEISCH/INNEREIEN	
Rindfleisch, mager	1,0
Tatar	1,1
Filet	1,2
Herz / Leber / Niere	1,2
Gulasch	1,3
Roastbeef / Rumpssteak	1,3
Keule / Kamm	1,5
Zunge	2,1
Rinderhackfleisch	2,2
Brust (Spannrippe)	2,6
KALBFLEISCH/INNEREIEN	
Filet	1,0
Haxe	1,0
Kalbfleisch, mager	1,0
Keule / Kamm	1,0
Schnitzel	1,0
Kotelett	1,1
Steak	1,1
Herz / Zunge	1,3
Leber / Niere	1,3
Kalbhackfleisch	1,5

NAHRUNGSMITTEL	ENERGIEDICHTE
FLEISCH	(kcal/g)
SCHWEINEFLEISCH/INNEREIEN	
Filet	1,0
Herz/Niere	1,0
Schweinefleisch, mager	1,1
Schnitzel	1,1
Leber	1,2
Kotelett	1,5
Schweinebraten	1,5
Eisbein/Haxe	1,9
Nacken	1,9
Zunge	2,0
Schulter	2,2
Schweineschnitzel, paniert (gegart)	3,2
Schweinebauch, durchwachsen	3,3
Hackfleisch aus magerem Fleisch (z.B. Schnitzelfleisch)	1,1
Hackfleisch (Leicht und Fit)	1,7
Hackfleisch, gemischt	2,6
LAMM/HAMMEL	
Filet	1,1
Lammfleisch, mager	1,2
Keule	2,3
Kotelett	2,5
Brust	3,8
GEFLÜGEL	
Hähnchenbrustfilet	1,0
Putenkeule	1,2
Gänseleber	1,3
Hühnerleber/Hühnerherz	1,2/1,4
Hähnchenkeule	1,7
Ente	2,3
Suppenhuhn	2,6
Gans	3,4

NAHRUNGSMITTEL FISCH/MEERESFRÜCHTE	ENERGIEDICHTE (kcal/g)
Austern	0,7
Hummer	0,8
Barsch	0,8
Kabeljau	0,8
Schellfisch	0,8
Seelachs	0,8
Hecht	0,8
Zander	0,8
Scholle	0,9
Krabben	0,9
Heilbutt	1,0
Felchen	1,0
Forelle	1,0
Rotbarsch	1,1
Sardine	1,2
Karpfen	1,2
Makrele	1,8
Lachs	2,0
Hering	2,3
Thunfisch	2,3
Aal	2,8
panierter Fisch (gegart)	3,2

NAHRUNGSMITTEL BEILAGEN	ENERGIEDICHTE (kcal/g)
Kartoffeln	0,7
Kartoffelpüree	0,8
Kartoffelsalat mit Essig und Öl	1,0
Klöße aus gekochten Kartoffeln	1,0
Klöße aus rohen Kartoffeln	1,1
Kartoffelkloßteig	1,1
Kartoffelpuffer (Backofen)	1,2
Röstkartoffeln/Bratkartoffeln	1,3
Schweizer Rösti	1,3
Pommes frites (Backofen)	1,4
Kartoffelgratin	1,5
Gnocchi	1,7
Schupfnudeln	1,7
Kroketten (TK)	1,9
Kartoffelsalat mit Majonäse	2,1
Pommes frites (Friteuse)	2,9
Reis, poliert, gekocht	1,1
Vollkornreis, gekocht	1,1
Nudeln, gekocht	1,4
Vollkornnudeln, gekocht	1,4
Spätzle	1,8
Semmelknödel	1,6
Hefeklöße	2,3

NAHRUNGSMITTEL GEMÜSE	ENERGIEDICHTE (kcal/g)
Chinakohl, Eisbergsalat, Endiviensalat, Feldsalat, Gurke, Kopfsalat, Mangold, Radieschen/Rettich, Rhabarber	0,1
Artischocke, Aubergine, Bambussprossen, Bleichsellerie, Blumenkohl, Brunnenkresse, Chicorée, Fenchel, Frühlingszwiebeln, Knollensellerie, Kohlrabi, Paprikaschote, Pilze, Rotkohl, Rucola, Schwarzwurzel, Spargel, Spinat, Tomate, Weißkohl, Zucchini	0,2
Bohnen, Broccoli, Gartenkresse, Kürbis, Möhren, Porree, Wirsing, Zwiebel	0,3
Grünkohl, Rosenkohl, Rote Bete	0,4
Erbsen	0,7
Zuckermais	0,9
Hülsenfrüchte	
Sojasprossen	0,5
Erbsen (Nassgewicht)	0,9
Linsen (Nassgewicht)	1,1
Bohnen, weiß (Nassgewicht)	1,0
Kidneybohnen (Nassgewicht)	1,0
Sojabohnen (Nassgewicht)	1,1
Sojakäse (Tofu)	0,9
Sojawurst	3,1
GEMÜSEZUBEREITUNGEN/TK-GEMÜSE	
Junger Spinat	0,2
Rahmspinat	0,5
Rahmporree	0,6
Erbsen und Karotten	0,6
Balkangemüse	0,9
Pfannnengemüse „französisch"	0,9
Gemüseburger (Iglo)	1,0
Rahmkohlrabi	1,0
Leipziger Allerlei	1,0

weitere Produkte, siehe Kennzeichnung

NAHRUNGSMITTEL MAJONÄSE/REMOULADE/SALATSOßEN/ COCKTAILSOßEN/KETCHUP/FETTE/EIER	ENERGIEDICHTE (kcal/g)
Miracel Whip – so leicht (4,9% Fett)	1,1
Zaziki (Fertigprodukt)	1,3
Miracel Whip balance	1,4
Miracel Whip	2,6
Majonäse, 50 % Fett (Salatmajonäse)	3,9
Remoulade, 65 % Fett	6,4
Remouladensoße	6,4
Majonäse, 82 % Fett	7,4
Salatsaucen, cremig	0,5 - 3,0
Salatsaucen, klar	0,3 - 4,5
Ketchup, light	0,6
Senf	0,9
Senf, süß	0,9
Ketchup	1,0
Knoblauchsauce, rot	1,0
Barbecue-Sauce	1,1
Schaschliksauce	1,1
Brown-Sauce	1,4
Grill- und Steaksenf	1,7
Knoblauchsauce, weiß	1,8
Currysauce	2,0
Cocktail-Sauce	2,0
Öle	9,0
Butterschmalz, Schweineschmalz	9,0
Hühnerei	1,5
Hühnereiklar	0,5
Dotter	3,5

NAHRUNGSMITTEL		ENERGIEDICHTE
EIS		(kcal/g)
Fruchteis/Sorbet		0,8 – 1,2
Eis mit Himbeeren oder anderen Früchten		1,1
Softeis		1,3
Eis		0,9 - 2,6
Eisbecher mit Sahne und Früchten		2,0
Eiskaffee		2,3

weitere Produkte, siehe Kennzeichnung

FERTIGDESSERTS		
Diät-Creme/Diät-Pudding		< 1,0
Pudding, energie-, zuckerreduziert (Optiwell)	Vanille	0,5
Pudding, energie-, zuckerreduziert (Optiwell)	Schokolade	0,6
Wackelpudding		0,6
Obstsalat		0,7 – 1,0
Rote Grütze		1,0
Milchreis, 0,1 % Fett		0,9
Milchreis		1,1/1,2
Grießflammerie		1,0
Sojapudding Schokolade/Vanille		0,9
Pudding Schokolade/Vanille		1,0
Sahnepudding Vollmilchschokolade/Vanille		1,6
Mousse (Schoko/Vanille/Wein)		1,8/1,9
Tiramisu		2,4

NAHRUNGSMITTEL		ENERGIEDICHTE
DESSERTSOßEN		(kcal/g)
Vanille-		1,0
Schoko-		1,5
Frucht-		2,0
DESSERTS, SELBST HERGESTELLT		
Obstsalat		0,7 - 1,0
Kompott, gezuckert		0,8 – 1,2
Kochpudding	Vanille und Vollmilch	1,0
Kochpudding	Schoko und Vollmilch	1,2
Grießflammerie		1,0
Weincreme		1,3
Tiramisu		3,1
Mousse (Schoko)		3,3
MEHLSPEISEN		
Quarkauflauf		1,7
Omelett		2,0
Zwetschgenknödel		2,0
Salzburger Nockerln		2,1
Pfannkuchen		2,2
Kaiserschmarrn		2,4
Germknödel		2,7
Waffeln (Rührteig)		2,9
Dampfnudeln		3,4
SUPPEN (PÄCKCHEN/KONSERVE)		
Fleischbrühe/Gemüsebrühe, klar		<1,0
Cremesuppen/klare Suppen		0,3 - 0,8

NAHRUNGSMITTEL	ENERGIEDICHTE (kcal/g)
SOßEN	
braune/helle Soßen (Päckchen)	0,4 - 1,1
Tomatensoße (Päckchen/Glas)	0,6 - 1,3
Holländische Soße, fettarm/fettreduziert/lègére	0,9 - 3,9
Holländische Soße	4,4
Holländische Soße, selbsthergestellt	5,7
PESTO	
Pesto, rot	3,6 - 3,9
Pesto, grün	5,4 - 5,8
FERTIGGERICHTE / TIEFKÜHLPRODUKTE	
Fertig-Menüs (Du-darfst)	0,6 – 1,0
Fertig-Menüs	0,7 - 1,3
Eintöpfe (Konserve)	0,3 - 0,9
Bami Goreng	1,1
Paella	1,1
TK-Pizza, energiereduziert	1,6 – 1,9
TK-Pizza	2,1 - 2,9
TK-Baguette mit Belag	2,2 - 3,5
Flammkuchen	2,2 - 2,6
Quiche lorraine	2,7
Nudelgerichte, trocken (ED = verzehrsfertig)	0,9 - 2,0
Nudelgerichte mit Soße	1,4 - 1,6
Lasagne	1,5

NAHRUNGSMITTEL	ENERGIEDICHTE (kcal/g)
Frutti di Mare	0,7
Schlemmerfilets Italiano/Broccoli à la Bordelaise	1,2/1,3 1,9
Fischstäbchen	1,9
Seemannsschmaus	2,4
Frühlingsrolle	1,6
Gemüsestäbchen	1,9
Chicken Nuggets	2,3
weitere Produkte, siehe Kennzeichnung	

FEINKOSTSALATE

NAHRUNGSMITTEL	ENERGIEDICHTE (kcal/g)
Bayerischer Wurstsalat (vielLeicht)	0,9
Griechischer Salat	0,7
Nizzasalat mit Majonäse	0,9
Kartoffelsalat	1,0
Reissalat mit Thunfisch und Tomate	1,0
Thunfischsalat	1,4
Eiersalat (Linessa)	1,8
Geflügelsalat (Linessa)	1,9
Kartoffelsalat mit Majonäse	2,2
Nudelsalat	2,4
Eiersalat mit Schinken	2,5
Heringssalat	2,5
Feinkostsalat mit Walnüssen und Sahne	2,6
Geflügelsalat Hawaii	2,6
Wurst-Käsesalat	2,8
Fleischsalat	3,2

NAHRUNGSMITTEL SALATE	ENERGIEDICHTE (kcal/g)
Eisbergsalat	0,1
Feldsalat	0,1
Möhrensalat mit Zitronenmarinade	0,3
Gurkensalat mit Joghurtdressing	0,4
Gemüsesalat mit Joghurtdressing	0,4
Rohkostsalat mit Sahnedressing	0,5
Kartoffelsalat mit Essig und Öl	1,0

NAHRUNGSMITTEL ESSEN AUẞER HAUS	ENERGIEDICHTE (kcal/g)
Minestrone	0,8
Ravioli mit Soße	1,2
Sushi	1,4
Spaghetti bolognese	1,5
Maultaschen	1,6
Schaschlik	1,7
Rinderroulade	1,8
Frikadelle	1,9
Spaghetti alla carbonara	2,1
Pfannkuchen	2,2
Kaiserschmarrn	2,4
Käsespätzle	2,6
Toast Hawaii	2,6
Back-Camembert	2,6
Waffeln (Rührteig)	2,9
paniertes Schnitzel	3,2

FASTFOOD

Nahrungsmittel	Energiedichte
Heringsbrötchen	1,8
Döner Kebap, in Fladenbrot	2,1
Mc Rib	2,3
Big Mac, Whopper	2,3
Fischmac	2,4
Hamburger	2,4
Cheeseburger	2,6
Lachsbrötchen	2,8
Bratwurstsemmel	2,9
Leberkäsbrötchen (belegt mit 150 g Leberkäse)	2,9
Brötchen mit Schnitzel	3,1
Donut	3,2

NAHRUNGSMITTEL GETRÄNKE ALKOHOLFREIE GETRÄNKE	ENERGIEDICHTE (kcal/g)
Cola light/zero	0
Tee	0
Kaffee/Malzkaffee	0
Mineralwasser	0
Limonade, light/zero	0
Eistee, light	0
Kaffee/Tee, schwarz mit Milch	0,1
Kaffee/Tee, schwarz mit Milch und Zucker	0,1
Kaffee/Tee, schwarz mit Zucker	0,1
Fruchtsaftgetränk Orange (Natreen)	0,2
Mineralwasser mit Geschmackszusätzen	bis 0,2
Gemüsesaft	0,3
Müller Saft + Molke (ohne Kristallzucker), Blutorange	0,3
Milchkaffee/Cappuccino o. Zucker	0,3
Buttermilch	0,4
Limonade	0,4
Eistee	0,4
Kuhmilch, 1,5 % Fett	0,5
Fruchtsaft	0,5
Joghurt-Drink (Pfirsich) (Leicht und Fit)	0,5
Cola	0,6
Kuhmilch, 3,5 % Fett	0,6
Smoothie	0,6
Obst Fruchtnektar	0,7
Milchdrinks "Müllermilch"	0,8
Nescafé frappé (Eiskaffee mit Milch)	1,0

NAHRUNGSMITTEL ALKOHOLHALTIGE GETRÄNKE	ENERGIEDICHTE (kcal/g)
alkoholfreies Bier	0,3
Bier mit Limonade (Radler)	0,3
Bier, hell	0,4
Bier, dunkel	0,4
Pils	0,4
Weizenbier	0,4
Berliner Weiße mit Schuss	0,5
Malzbier	0,6
Rotwein, leicht	0,6
Apfelwein	0,7
Weißwein, trocken	0,7
Sekt	0,8
Rotwein, schwer	0,8
Weißwein, lieblich	1,0
Bowle/Punsch	1,1
Glühwein	1,1
Branntwein	1,9
Likör	2,4
Weinbrand	2,4
Whisky	2,5

Bei kalorienhaltigen Getränken handelt es sich immer um „rote Lebensmittel" da sie nicht zur Sättigung beitragen.

Anhang 2
Das Ernährungsprotokoll

Das Ernährungsprotokoll

Das Ernährungsprotokoll soll Ihnen zwei wichtige Informationen liefern.

1. Sie können feststellen, welche Essensmengen Sie benötigen, um satt zu werden.
2. Sie gewinnen einen Überblick über die verschiedenen von Ihnen bevorzugt verzehrten Lebensmittel. Je genauer diese Aufstellung über 2–3 Wochen durchgeführt wird, desto besser finden Sie Ihre persönlichen Essgewohnheiten darin wieder. Das erleichtert für Sie die anschließende Veränderung der Ernährungsweise. Die am Anfang ermittelte Essensmenge muss, um weiterhin eine optimale Sättigung zu erreichen, weitestgehend aufrechterhalten werden. Je detaillierter Sie das Protokoll führen, desto individueller können Sie die Ernährungsumstellung gestalten. Sie können sich überlegen, welche von den bisherigen Lebensmitteln ohne entscheidenden Verlust von Lebensqualität leicht zu verändern sind, zugunsten einer niedrigeren Energiedichte.

Protokollieren Sie am besten gleich, nachdem Sie gegessen und getrunken haben, damit die Aufzeichnungen möglichst lückenlos sind.

Beachten Sie beim Ausfüllen des Protokolls bitte folgende Punkte.:

1. Tragen Sie die genaue Bezeichnung für Lebensmittel/Getränke ein, z.B.
   - Weizenvollkornbrot statt Brot
   - Fruchtjoghurt, 1,5% Fett statt Joghurt
   - Orangennektar statt Saft
   - Salami statt Wurst
   - Emmentaler, 45% F.i.Tr., statt Käse

2. Geben Sie die Art der Zubereitung an, z.B.
   - gekocht, gegrillt, paniert, ...
   - mit 1 Tl Öl gebraten
   - mit Soße/ohne Soße
   - bei Eintöpfen: die Hauptzutaten auflisten
   - bei Fertiggerichten: den Handelsnamen bzw. den Kalorien/Fettgehalt angeben

3. Machen Sie Mengenangaben
Halten Sie akut nach der Mahlzeit zunächst die verzehrten Lebensmittel in üblichen Küchenmaßen fest wie Tl, El, Scheibe, Tasse, Stück, usw. Die aufgeführten Abbildungen erleichtern Ihnen das Einschätzen der jeweiligen Menge in Gramm. Vorteilhafter ist es aber, die jeweiligen Lebensmittel genau abzuwiegen. Hierfür empfiehlt sich eine Lebensmittelwaage mit digitaler Anzeige. Praktisch geht man

am besten so vor, dass man z.B. bei Brot mit Belag zunächst das Brot auf die Waage legt und das Gewicht notiert. Anschließend wird das Streichfett aufgetragen und das bestrichene Brot wieder gewogen. Die Differenz gibt einem die Menge des Streichfettes wieder. Anschließend kann man den Vorgang mit dem jeweiligen Belag wiederholen.

Auf diese Art und Weise lassen sich die einzelnen Komponenten unkompliziert abwiegen. Butter, Marmelade oder Honig separat auszuwiegen und dann erst auf das Brot zu streichen, ist wesentlich komplizierter und unbequem. Bei warmen Mahlzeiten kann man in analoger Weise verfahren. Zunächst wird der Teller auf die Waage gestellt und austariert, anschließend wird zunächst das Fleisch daraufgelegt und gewogen, dann die entsprechenden Beilagen (Kartoffeln, Reis, Nudeln, etc., Gemüse, Soße). Nach jedem Lebensmittel wird das neue Gewicht festgehalten und die Differenz notiert. Das genaue Auswiegen der Lebensmittel schult das Auge und man bekommt mit der Zeit einen zunehmend besseren Blick für die jeweiligen Lebensmittelmengen. Dies ist besonders hilfreich, wenn man nicht zu Hause, sondern in Kantinen, Restaurants etc. das Essen verzehrt.

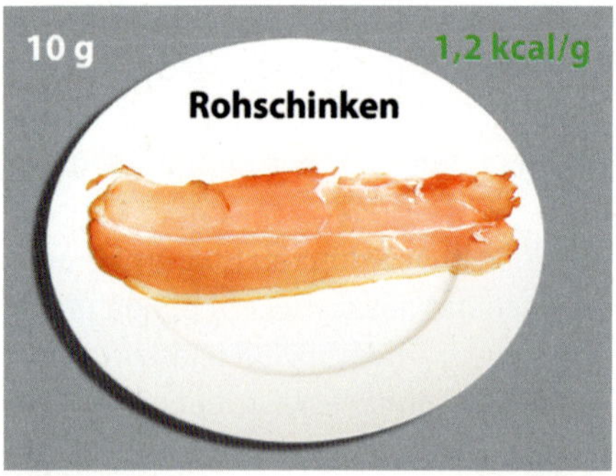
10 g
1,2 kcal/g
Rohschinken

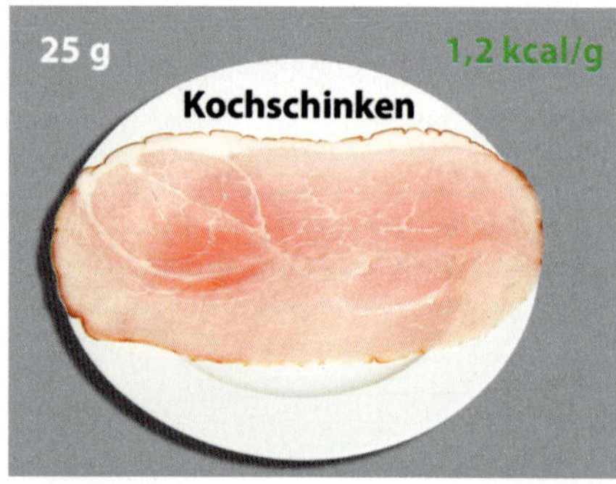
25 g
1,2 kcal/g
Kochschinken

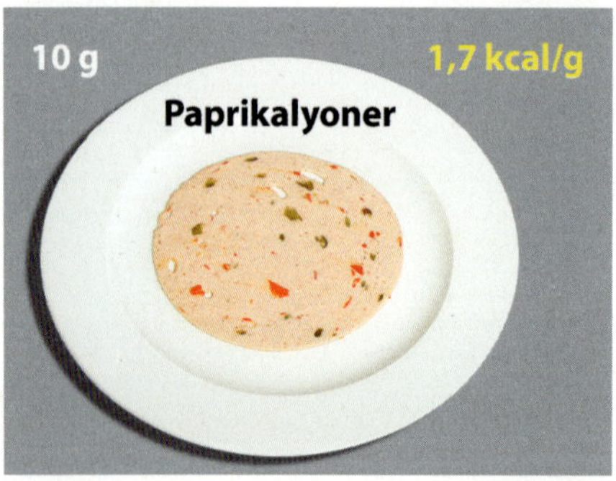
10 g
1,7 kcal/g
Paprikalyoner

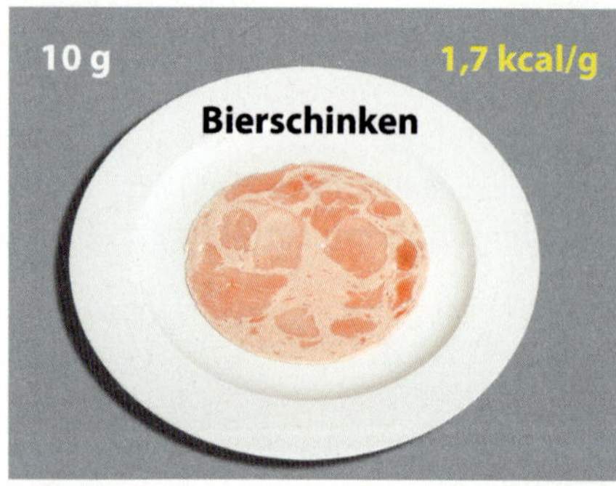
10 g
1,7 kcal/g
Bierschinken

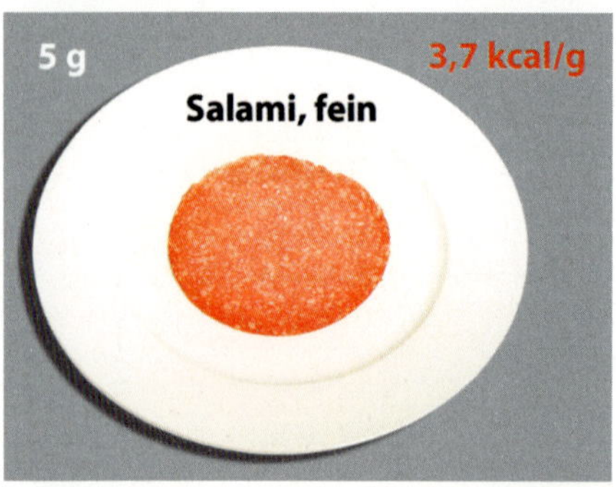
5 g
3,7 kcal/g
Salami, fein

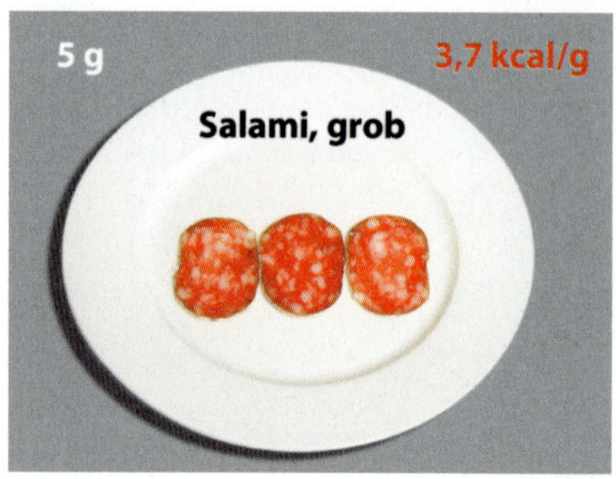
5 g
3,7 kcal/g
Salami, grob

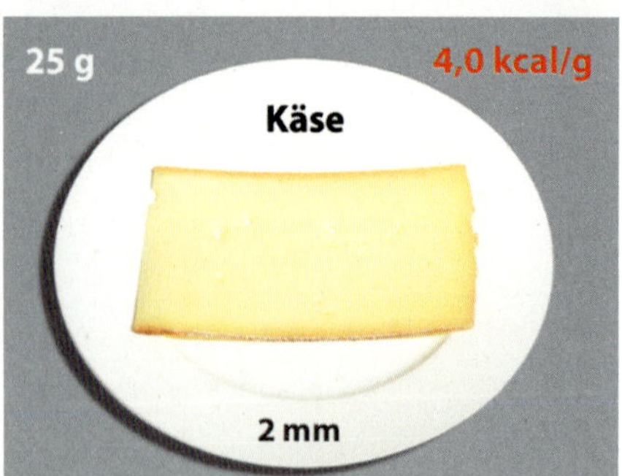
25 g
4,0 kcal/g
Käse
2 mm

Abb. 76

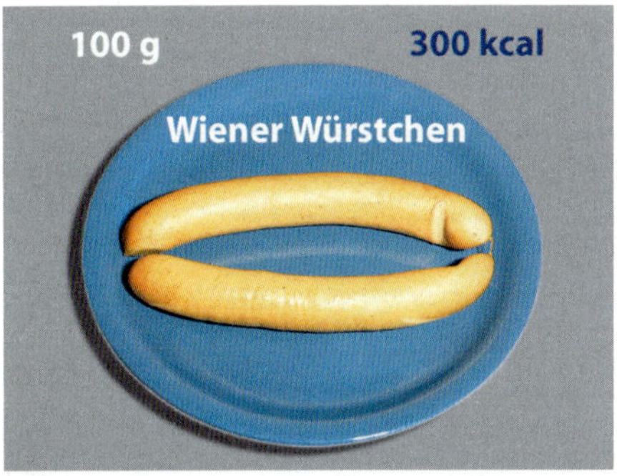
100 g
300 kcal
Wiener Würstchen

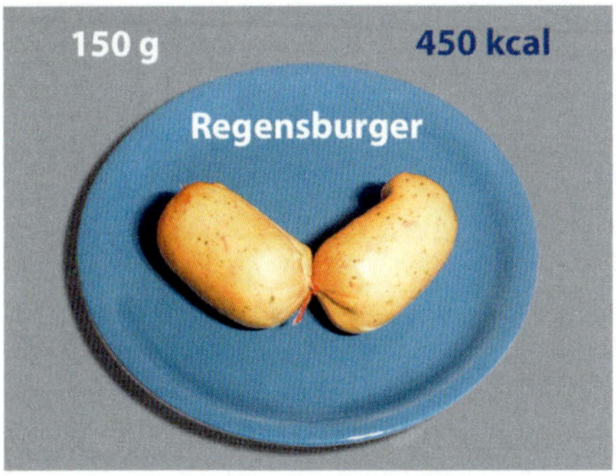
150 g
450 kcal
Regensburger

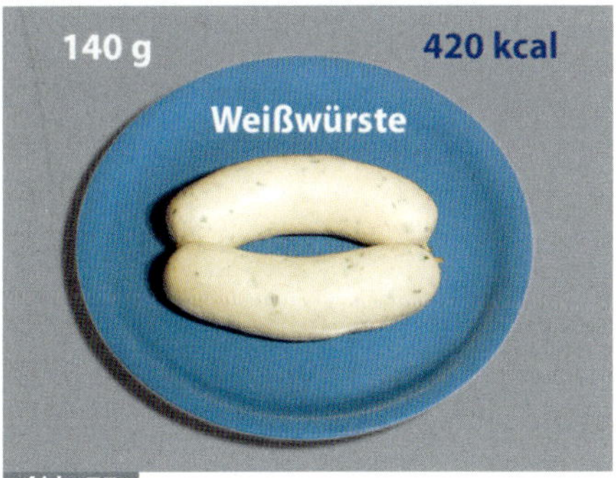
140 g
420 kcal
Weißwürste

Abb. 77

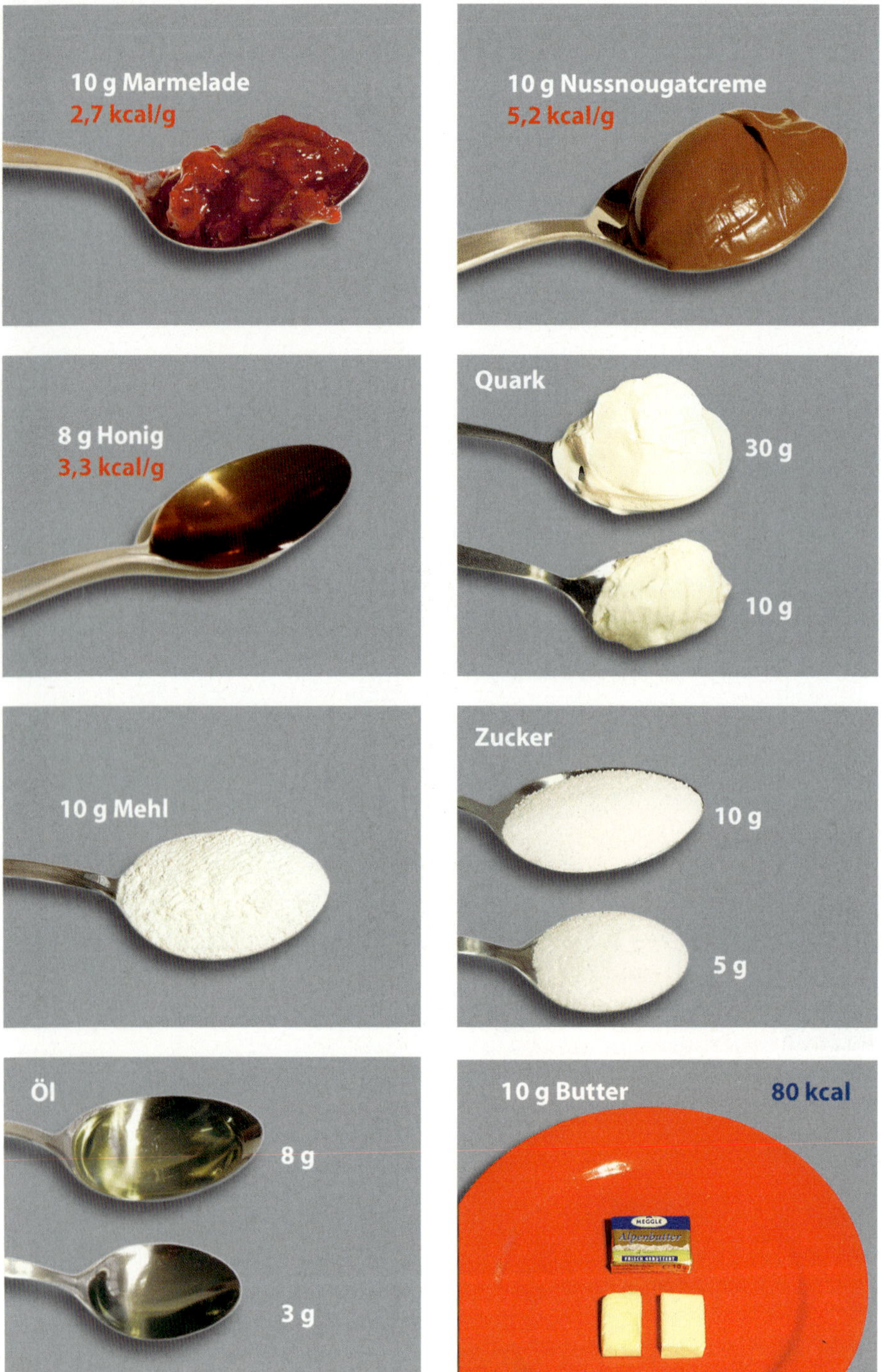
10 g Marmelade
2,7 kcal/g
10 g Nussnougatcreme
5,2 kcal/g
8 g Honig
3,3 kcal/g
Quark
30 g
10 g
10 g Mehl
Zucker
10 g
5 g
Öl
8 g
3 g
10 g Butter
80 kcal

Abb. 78

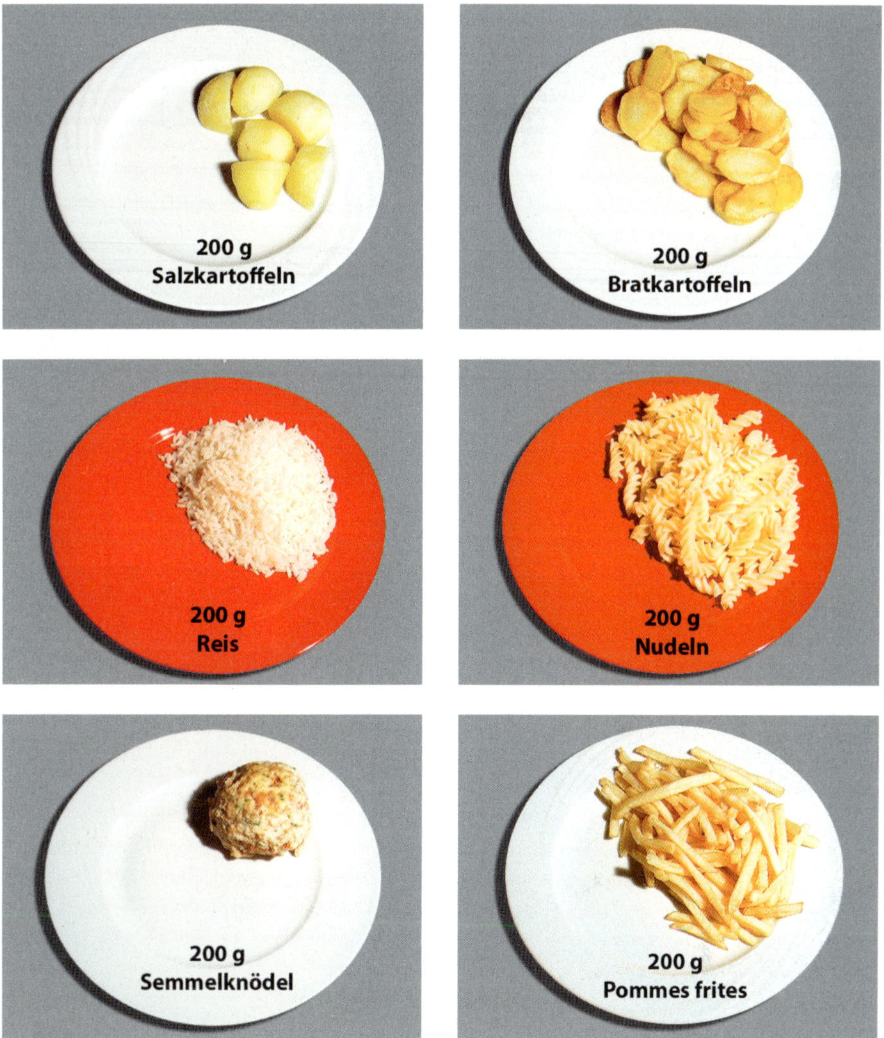
200 g
Salzkartoffeln
200 g
Bratkartoffeln
200 g
Reis
200 g
Nudeln
200 g
Semmelknödel
200 g
Pommes frites

Abb. 79

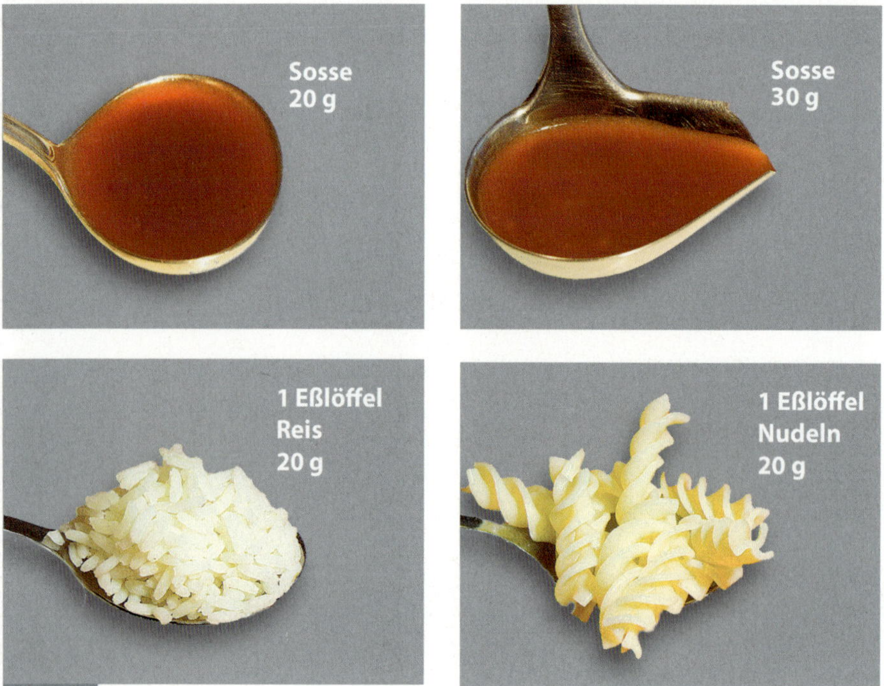
Sosse
20 g
Sosse
30 g
1 Eßlöffel
Reis
20 g
1 Eßlöffel
Nudeln
20 g

Abb. 80

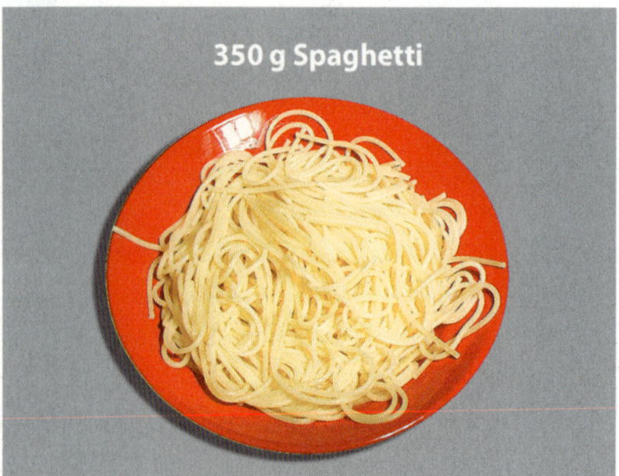
350 g Spaghetti

Abb. 81

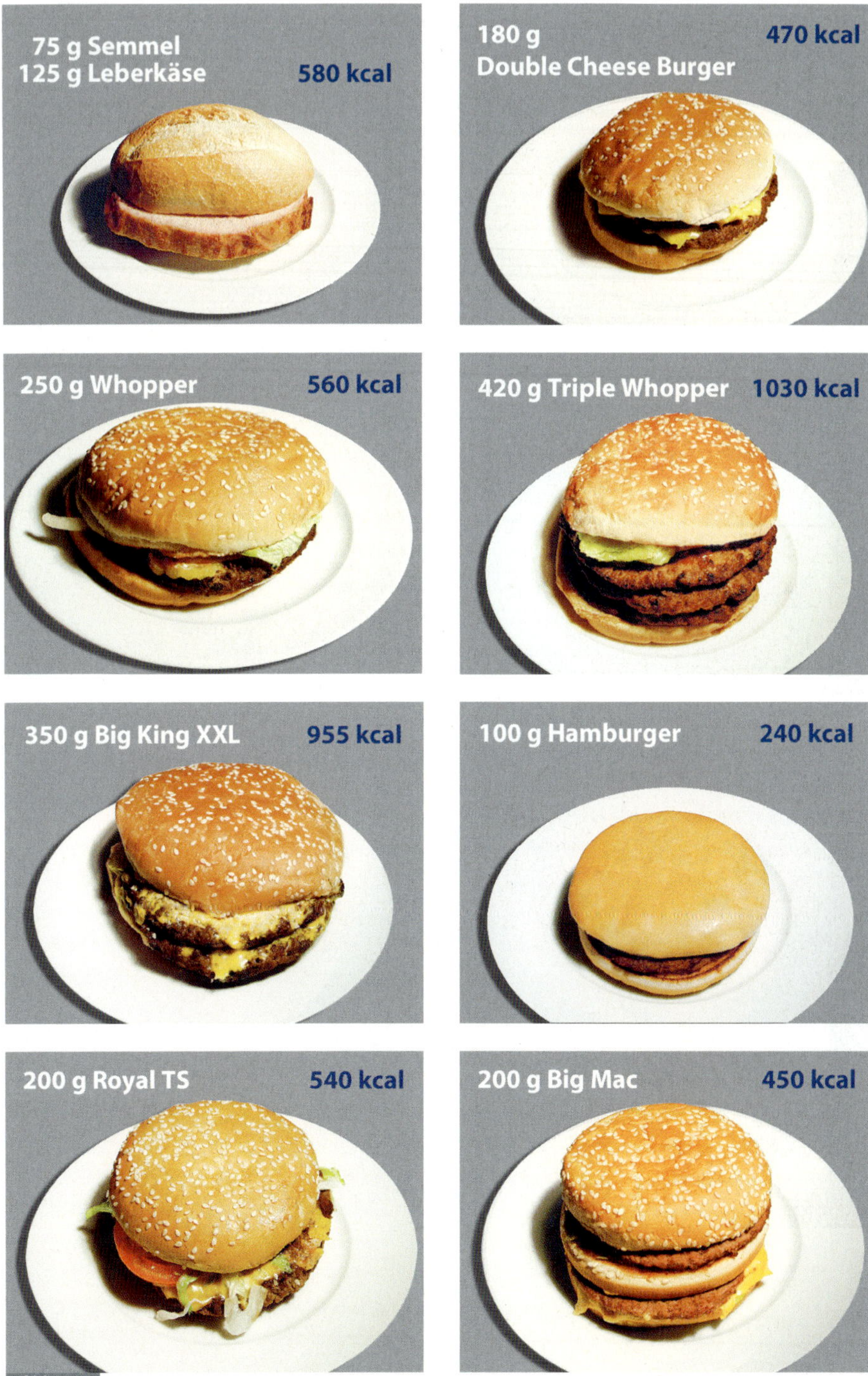
75 g Semmel
125 g Leberkäse
580 kcal
180 g
Double Cheese Burger
470 kcal
250 g Whopper
560 kcal
420 g Triple Whopper
1030 kcal
350 g Big King XXL
955 kcal
100 g Hamburger
240 kcal
200 g Royal TS
540 kcal
200 g Big Mac
450 kcal

Abb. 82

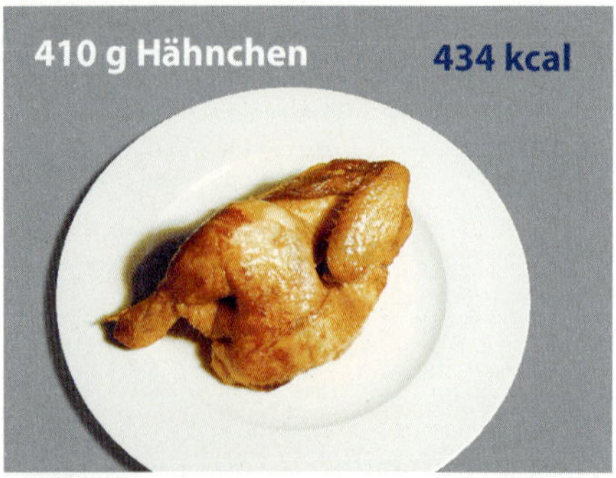
410 g Hähnchen
434 kcal

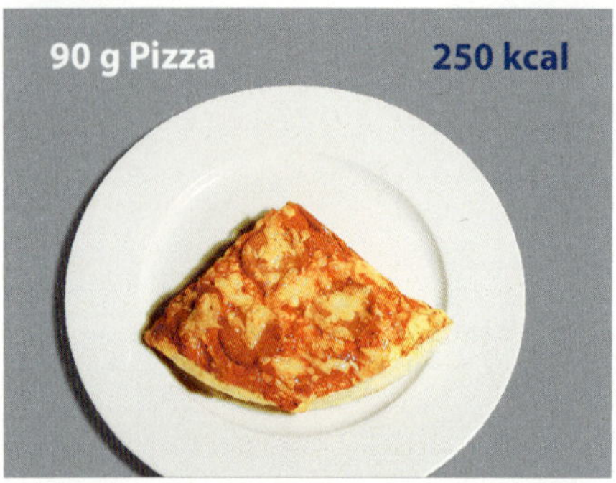
90 g Pizza
250 kcal

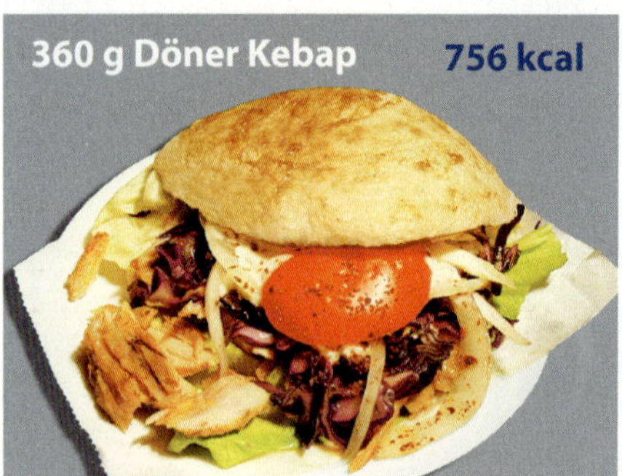
360 g Döner Kebap
756 kcal

Abb. 83

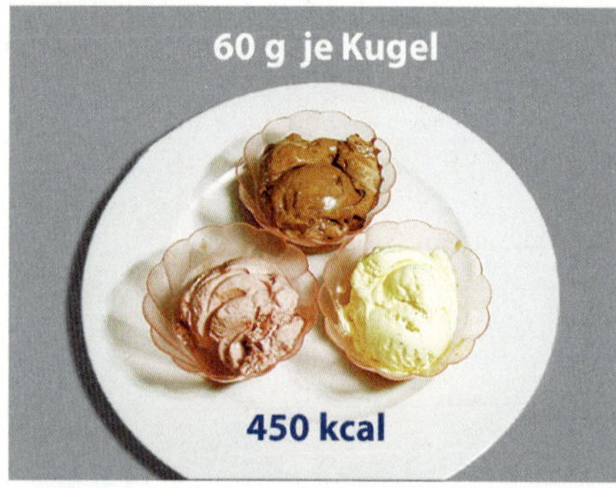
60 g je Kugel
450 kcal

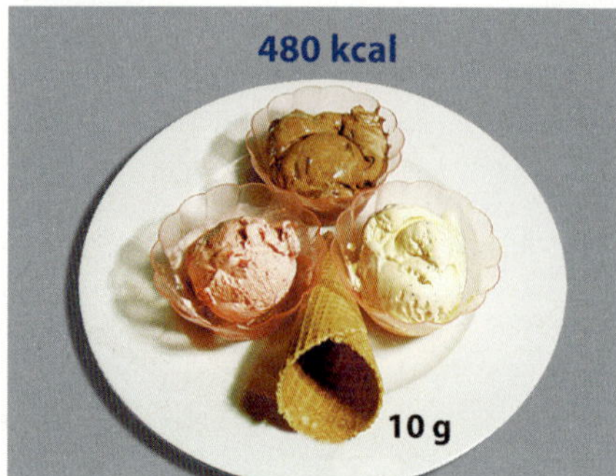
480 kcal
10 g

Abb. 84

Ernährungsprotokoll

Datum: 13/09/2010

	Zeit	Menge	Lebensmittel	Zubereitung
Frühstück	9,00 Uhr	2 Tassen	Kaffee	
		2	Eier, hartgekocht	
		1	Krapfen	
Z1				
Mittagessen	12.15 Uhr	2	Semmeln	Metzgerei
			Butter	
			kalter Braten	
		1 Dose	Cola	
Z2				
Abendessen		1 Port.	Gulasch (Pute)	
		2	Semmelnknödel	
			Gurkensalat	
		2 Gläser	Cola	
Z3				

Z1, Z2, Z3 = Zwischenmahlzeiten

Ernährungsprotokoll

Datum: 5. Februar 11

	Zeit	Menge	Lebensmittel	Zubereitung
Frühstück	$10.^{30}$ Uhr		1 Tasse Kaffee mit Milch	
		2 kleine Scheiben Baquette, Brot, Honig		
		kl. Scheibe (70g) Leberkäse		
		2 weichgekochte Eier		
		1	Kornspitz mit Butter	
		4 Scheiben Roastbeef		
Z1				
Mittagessen				
Z2	$17.^{00}$ Uhr		1 großer Pfirsich	
Abendessen	$19.^{30}$ Uhr		Restaurant	
		2 kleine Brote mit Butter		
		gratinierter Ziegenkäse, mariniertes Gemüse		
		Entrecote mit Pommes u. grünen Bohnen		
		Schokokuchen mit Vanillesoße		
		2 Gläser Rotwein		
Z3				

Z1, Z2, Z3 = Zwischenmahlzeiten

Ernährungsprotokoll

Datum: 22. Mai 2011

	Zeit	Menge	Lebensmittel	Zubereitung
Frühstück	9,00 Uhr	200 ml	Milch, 3,5% Fett	
		51 g	Graubrot, 10 g Margarine	
		19 g	gekochter Schinken	
		24 g	Camenbert, 30% F.i.Tr.	
		10 g	Mozarella	
		29 g	Harzer Roller	
Z1				
Mittagessen	12,15 Uhr	333 ml	Rote Beete Saft	
		128 g	Apfel	
		80 g	Joghurt, natur (3,7% Fett)	
Z2	15,30 Uhr	1 große	Tasse Kaffee mit Milch, 10 g Zucker	
		120 g	Obstkuchen	
Abendessen	19,10 Uhr	250 ml	Rotwein	
		300 g	Broccoli	
		10 g	Olivenöl	
		75 g	Seelachs	gebraten
		15 g	Haselnüsse	
		30 g	Kürbiskerne	
Z3				

Z1, Z2, Z3 = Zwischenmahlzeiten

Ernährungsprotokoll

Datum:

	Zeit	Menge	Lebensmittel	Zubereitung
Frühstück				
Z1				
Mittagessen				
Z2				
Abendessen				
Z3				

Z1, Z2, Z3 = Zwischenmahlzeiten

Ernährungsprotokoll

Datum:

	Zeit	Menge	Lebensmittel	Zubereitung
Frühstück				
Z1				
Mittagessen				
Z2				
Abendessen				
Z3				

Z1, Z2, Z3 = Zwischenmahlzeiten

Zum Download unter www.meine-gesundheit.de/ernaehrungsprotokoll erhältlich.

Ernährungsprotokoll

Datum:

	Zeit	Menge	Lebensmittel	Zubereitung
Frühstück				
Z1				
Mittagessen				
Z2				
Abendessen				
Z3				

Z1, Z2, Z3 = Zwischenmahlzeiten

Zum Download unter www.meine-gesundheit.de/ernaehrungsprotokoll erhältlich.

Glossar

adipös	fettleibig, BMI >30 kg/m^2
α-MSH	α-Melanozyten-stimulierendes Hormon, Hormon der Hirnanhangdrüse, das u. a. als Sättigungsfaktor von Bedeutung ist.
Anandamid	Botenstoff, der an den Cannabinoid-Rezeptor (Haschisch-Rezeptor) bindet und aus Linolsäure gebildet wird.
beta-Endorphin	Botenstoff, der an Opiatrezeptoren bindet und u. a. die Nahrungsaufnahme steigert.
BMI	Body-Maß-Index, Quotient von Körpergewicht in kg geteilt durch die Körpergröße in Metern zum Quadrat. Beispiel: Körpergewicht 90 kg; Größe 1,7 m; $(1{,}7\ \text{m})^2 = 2{,}89$; $90 : 2{,}89 = 31{,}1\ \text{kg/m}^2$. Der BMI dient zur Klassifizierung des Körpergewichts.
CCK	Cholecystokinin-Botenstoff, der im Gehirn u. a. für Sättigung verantwortlich ist.
Galanin	Botenstoff, der im Gehirn die Nahrungsaufnahme stimuliert.
Gastrointestinaltrakt	Magen-Darmtrakt
Ghrelin	Hormon, das aus dem Magen freigesetzt wird und möglicherweise Appetit und Hunger stimuliert.
GLP-1	Glukagon-like Peptid 1, Botenstoff, der im Gehirn u. a. Sättigung signalisiert.
Hormon	Botenstoff, der in einem Organ gebildet und von diesem in die Blutbahn abgegeben wird, um dann an einem anderen Organ seine Wirkung zu entfalten.
hypokalorisch	Adjektiv, das im Zusammenhang mit der Energieaufnahme gebraucht wird. Hypokalorische Ernährung bedeutet, dass die Energieaufnahme geringer ist als der Energieverbrauch. Isokalorische Ernährung heißt, Energieaufnahme und Energieverbrauch sind im Gleichgewicht und hyperkalorische Ernährung bedeutet, die Energieaufnahme ist größer als der Energieverbrauch.

Hypothalamus	Teil des Zwischenhirns
Insulin	Insulin, Hormon, das in der Bauchspeicheldrüse gebildet wird und für die Regulation des Blutzuckers zuständig ist. Außerdem stimuliert Insulin die Bildung von Fettgewebe.
KH	Kohlenhydrate
kognitiv	die Erkenntnis, die Wahrnehmung betreffend
Konsistenz	Beschaffenheit
Leptin	Hormon, das im Fettgewebe gebildet wird und Sättigung signalisiert.
Makronährstoffe	Nährstoffe in den Lebensmitteln, die Energie liefern. Übergeordneter Begriff für Kohlenhydrate, Fette und Eiweiße.
MCH	Melanin – concentrating Hormon, Botenstoff, der Appetit und Nahrungsaufnahme signalisiert.
Mikronährstoffe	Sämtliche Substanzen in Lebensmitteln, die keine Energie liefern, aber die der menschliche Körper für seine Funktionsfähigkeit benötigt (Mineralien, Vitamine, Spurenelemente)
Noradrenalin	Botenstoff, der in Nervenzellen gebildet wird und u. a. für die Blutdruckregulation aber im Gehirn auch für die Sättigung von Bedeutung ist.
NPY	Neuropeptid Y, Botenstoff, der Appetit und Nahrungsaufnahme stimuliert.
Sekretion	Freisetzung von Substanzen aus Körperzellen.
sensorisch	Die Sinne (sehen, riechen, schmecken, fühlen) betreffend.
Serotonin	Botenstoff, der im Gehirn u. a. Sättigung signalisiert.
stimulierend	steigernd
Textur	Bei Lebensmitteln definiert man als Textur diejenigen Eigenschaften, die auf den Gefügebau der Lebensmittel zurückgehen, durch Tast- und Berührungssinne empfunden und in mechanischen Fließeigenschaften ausgedrückt werden können. Die Textur ist für Geschmack und Geruch von Bedeutung. Man bemüht sich beispielsweise, den aus Sojabohnen und anderen pflanzlichen Eiweißquellen hergestellten Produkten, eine fleischähnliche Textur zu geben.

Thermogenese Wärmebildung im Rahmen des Energiestoffwechsels.

Typ-1-Diabetes Der Diabetes, der durch Ausfall der Insulinsekretion aus der Bauchspeicheldrüse hervorgerufen wird.

Vagus Nervenbahn zwischen Gehirn und Magen-Darmtrakt.

Xenin Botenstoff, der im Gehirn Sättigung signalisiert.